OBSERVATIONS

SUR LA NATURE

ET SUR LE TRAITEMENT

DU RACHITISME.

OBSERVATIONS

SUR LA NATURE

ET SUR LE TRAITEMENT

DU RACHITISME.

OBSERVATIONS

SUR LA NATURE

ET SUR LE TRAITEMENT

DU RACHITISME,

OU

DES COURBURES DE LA COLONNE VERTÉBRALE,

ET DE CELLES DES EXTRÉMITÉS SUPÉRIEURES ET INFÉRIEURES,

PAR ANTOINE PORTAL,

Professeur de Médecine au collége de France, d'Anatomie au Museum d'Histoire naturelle, Membre de l'Institut National de France, de celui de Bologne, des académies de Turin, de Padoue, de Harlem, des Sociétés de Médecine de Paris, d'Edimbourg, de Bruxelles.

A PARIS,

Chez MERLIN, Libraire, rue du Hurepoix, N°. 13.

1797.

L'an cinquième de la République Française.

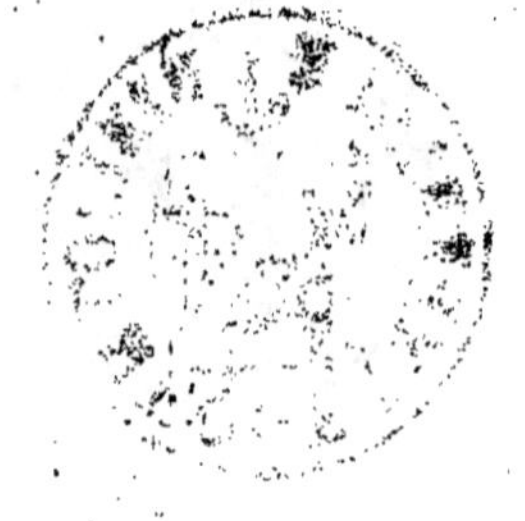

TABLE
DES PRINCIPAUX ARTICLES.

Fin de la Table des princip. art.

INTRODUCTION.

LES étrangers sont presque tous étonnés, en arrivant à Paris, du grand nombre de rachitiques qu'ils y voient ; ils le seroient bien davantage s'ils savoient, comme les médecins, que la même cause qui produit le rachitisme, fait périr dans cette ville, et encore plus dans les campagnes voisines, un si grand nombre d'enfans d'obstructions des viscères du bas - ventre, et dans le travail de la dentition, qu'on peut l'évaluer pour le moins à un cinquième. Ce tableau est effrayant ; aussi a-t-il fait sur moi une si vive impression, que je n'ai rien négligé pour acquérir des notions sur la nature et sur le traitement d'une maladie si affreuse. Ce n'étoit pas dans les ouvrages des anciens qu'il falloit les chercher ; ils en ont parlé d'une manière si vague, qu'on ne peut y puiser aucune instruction utile : ce n'est que vers le milieu du dernier siècle que *Glisson*,

A

Charleton et *Mayow*, médecins anglais, s'en sont sérieusement occupés; ils l'ont connu sous le nom de *rachitis*, mot dérivé du grec, qui signifie maladie de l'épine (1), parce qu'elle se courbe dans cette maladie, mais cependant pas si généralement qu'il n'y ait beaucoup d'exceptions; puisque les autres parties osseuses et même les parties molles, peu-

---

(1) *Rhachis, spina (Castelli lexicon)*.

Il est fait mention dans des bibliographies d'un ouvrage de Daniel Whisler (*a*) sur cette maladie, *de morbo puerili Anglorum, quem patrio idiomate vocant* THE RICKETS. 1645.

On croit cependant généralement que Glisson a écrit le premier sur cette matière, quoique son livre n'ait paru que quatorze ans après, *de Rachitide*, Londres, 1659. Ce médecin dit que cette maladie a commencé à se faire connoître, environ quarante ans avant cette époque, dans la partie occidentale de l'Angleterre, ou on lui donna ce nom, qui signifie en anglais maladie de l'épine.

En France, on dit que les enfans qui en sont atteints sont noués; mais de notre temps, dit Duverney (*b*), le mot anglais *rickets* commence à se naturaliser.

(*a*) Hist. de l'Anat. tome VI, page 832.

(*b*) Maladies des Os, tome II, page 289.

vent être affectées par la même maladie, sans que l'épine ou la colonne vertébrale le soit en aucune manière. Ce nom, quoique peu convenable, est généralement adopté.

Les remèdes, que les auteurs ont proposés contre le rachitisme, n'ont eu aucun effet satisfaisant dans la pratique : en effet, que pouvoit-on attendre du *colchotar*, donné indistinctement dans toutes les espèces de rachitisme par les médecins anglais? Ce remède offre plutôt des inconvéniens que de l'utilité. L'*atriplex rubra*, la *fougère mâle*, conseillées par *Ray*, par *Hermann* et par *Geoffroy*, n'ont produit aucun effet avantageux; et la *garance*, recommandée depuis qu'on a su que cette plante avoit la propriété de colorer en rouge les os des animaux qui en usoient intérieurement, les *préparations ferrugineuses* vantées par *Sauvages*, les décoctions de *quinquina*, de *gentiane*, de *houblon*, et d'autres plantes amères dont les médecins et chirurgiens modernes célébrent les effets contre le rachitisme; tous ces remèdes ne méritent nullement les éloges qu'on leur donne. Que dirai-je de tous les moyens mécaniques, si vantés pour redresser les os? N'agissant sur eux qu'extérieurement, que peuvent-ils faire contre des maladies qui les attaquent dans leur substance la plus intime? Ils ne servent qu'à faire horriblement souffrir les enfans sur lesquels on les emploie, souvent en augmentant encore leur fâcheux état : s'ils ont jamais été utiles, c'est seulement lorsque leur usage a été heureusement combiné avec le traitement intérieur.

Mais quel traitement faut-il donc administrer aux anchiliques ? Il n'y a que les observations, résultat d'une longue expérience, qui puissent nous l'apprendre. Il étoit presque livré à l'empirisme, soit des médecins, soit de ces gens que l'on désigne ordinairement sous le nom de charlatans, lorsque *Bouvart*, ce célèbre médecin-praticien dont la France pleurera long-temps la perte, crut devoir donner des soins particuliers à ce genre de malades. Persuadé que l'usage interne des préparations mercurielles pourroit heureusement convenir, il fit prendre à cet effet aux enfans rachitiques le sirop mercuriel proposé par son confrère *Bellet* (1). Ce remède, long-temps donné aux enfans à de petites doses dans de l'eau commune, eut, entre les mains de *Bouvart*, les effets les plus surprenans (2): mais comme il arrive souvent que les plus grands succès attirent les plus fortes critiques, et sur-tout en médecine, *Bouvart* n'en fut point exempt; d'une part on soutint dans divers écrits que non-

---

(1) C'est, à ce qu'on croit généralement, une dissolution de mercure par l'acide nitreux, à laquelle on ajoûte de l'esprit-de-vin, et qu'on édulcore avec du sucre, sous forme de sirop.

(2) *Voyez* le recueil des guérisons opérées par ce remède, imprimé en 1768 et en 1770.

A 3

seulement ce remède n'avoit pas tous les succès qu'on lui attribuoit, mais encore qu'il étoit nuisible; tandis que d'autres médecins, partisans de ce grand maître, s'enthousiasmèrent du remède, souvent sans l'avoir éprouvé, et le recommandèrent comme l'unique moyen de guérir le rachitisme. Personne mieux que moi n'a été à portée d'acquérir des connoissances positives à cet égard, et n'a pu mieux apprécier la méthode que *Bouvart* avoit adoptée. J'ai donné, dans ma jeunesse, des soins à des rachitiques, auxquels ce médecin avoit prescrit ce traitement; je n'étois chargé que de le leur faire suivre et de lui en rendre un compte exact. Dans la suite, j'ai été très-souvent appelé en consultation avec *Bouvart*, et j'ai fini par traiter seul, ou avec d'autres collégues, beaucoup de rachitiques, peut-être un nombre d'autant plus grand, que le public étoit accoutumé de donner sa confiance, pour ce genre de maux, à ceux qui occupent les places d'anatomiste; et j'en avois acquis le droit en quelque manière par celles que je remplissois au Jardin des Plantes et au Collége de France. J'ai donc traité un très-grand nombre de rachitiques; et, comme j'ai eu l'attention de recueillir plusieurs observations sur ce genre de maladie, quel qu'ait été l'effet du traitement que j'ai administré, j'ai cru qu'il étoit de mon devoir d'en faire connoître les principales, ainsi que le résultat des conséquences qu'il m'a paru convenable d'en tirer. Honoré de la confiance du public, ne dois-je pas l'instruire de la manière dont je l'ai servi? Cela me coûte d'autant moins, qu'habitué à me rendre compte des résultats de ma pratique, heureux ou malheureux, j'en ai recueilli les principaux faits, à mesure qu'elle me les a fournis.

La maladie, connue sous le nom de rachitisme, est toujours le résultat de quelque maladie antécédente, et le rachitisme essentiel, presque le seul admis des médecins, est infiniment rare ; encore mes observations prouvent-elles que, dans ce cas, il peut rester un doute bien fondé, s'il n'est pas plutôt l'effet d'une des causes générales, moins exprimées par ses signes extérieurs, que de l'en croire absolument indépendant.

Les observations prouvent qu'il y a six espèces de rachitisme bien distinctes ; le *vénérien*, le *scrophuleux*, le *scorbutique*, *celui qui est la suite des maladies éruptives*, *celui qui se joint ou qui succède aux engorgemens abdominaux*, et enfin le *rachitisme rhumatismal ou goutteux*. Nous ne comprenons pas dans le rachitisme les difformités des os, qui sont la suite des mauvaises situations du corps, ni celles qui sont occasionnées par des contractions vicieuses des muscles ; n'y ayant alors aucune altération dans la substance des os, ni dans celle des parties molles, il n'y a pas véritablement de rachitisme : nous en avons cependant traité dans cet ouvrage, non-seulement pour

faire connoître les différences de ces difformités avec celles de cause interne;
mais encore pour pouvoir parler des
moyens qu'il faut alors employer, et qui
sont bien différens de ceux auxquels il
faut recourir, lorsque la colonne vertébrale et les os sont courbés par l'effet
d'un vice interne.

Le rachitisme vénérien, qui n'est que
trop commun dans ce pays-ci, qui existe
même souvent, sans que la maladie qui
l'occasionne se montre dans les parties
où elle a son siége ordinaire; cette espèce de rachitisme, dis-je, est presque
toujours heureusement traitée, chez les
enfans sur-tout, par le sirop mercuriel
et par d'autres préparations mercurielles, soit qu'étant encore en nourrice, on les leur fasse prendre intérieurement ou extérieurement, soit que
leur nourrice les prenne pour eux.

Le rachitisme produit par le vice
scrophuleux, et qui est fréquemment
la suite évidente du vice vénérien, a

été heureusement combattu par les mercuriaux, comme dans le premier cas, mais réunis à l'usage des sucs anti - scorbutiques ; rarement ces remèdes opèrent-ils d'heureux effets, s'ils sont donnés seuls.

Il n'en est pas de même du rachitisme scorbutique ; il a été heureusement combattu par les anti-scorbutiques seuls, mais il a fallu les varier diversement, soit relativement à leurs doses, soit relativement à leur degré d'action : les mercuriaux ont été alors plusieurs fois reconnus évidemment nuisibles.

Le rachitisme qui survient après des maladies éruptives, telles que la petite vérole, la rougeole, la gale, a été plus d'une fois, comme on le verra par les observations que nous avons rapportées, heureusement traité par l'usage intérieur des antimoniaux, des sudorifiques, secondé de l'heureux effet des exutoires.

Le rachitisme qui se joint aux engorgemens abdominaux, exige un usage long et opiniâtre de divers apéritifs connus de tous les médecins, et dont la plupart étoient employés même contre le rachitisme, mais trop généralisés. Enfin il importe beaucoup d'user des remèdes les mieux appropriés contre la goutte, lorsqu'on voit qu'elle commence d'affecter les os.

A ces traitemens particuliers et relatifs aux six espèces de rachitisme, dont les heureux effets sont constatés dans quelques cas déterminés, par des observations rapportées dans autant d'articles, on doit joindre d'autres secours, mais plus généraux, tels que les bains domestiques, froids ou chauds, d'eau de rivière ou d'eau minérale, les exutoires, le régime, les exercices, mais non sans discernement dans toutes les espèces de cas, comme nous avons tâché de le faire connoître par des exemples.

Dans cette maladie, plus que dans aucune autre, lorsque le caractère en est prononcé, on doit se hâter d'attaquer le mal dans son principe ; il faudroit qu'il fût extrême, si lorsque les os sont encore tendres, on ne pouvoit parvenir à les garantir de ses funestes effets : mais que peut-on attendre des remèdes, lorsque le rachitisme a exercé ses ravages sur des os déjà durcis par les années, ou lorsque dans des sujets plus jeunes il les a réduits dans une espèce de putréfaction ou d'ulcère ? Malgré cela, dans des cas si funestes, si les remèdes ne font pas assez puissans pour détruire le mal déjà fait, ils peuvent souvent empêcher qu'il ne fasse d'ultérieurs progrès. Ni le malade ni le médecin ne doivent se laisser décourager par un long traitement ; des succès qu'on n'eût osé attendre, en ont été plus d'une fois l'heureuse suite.

Persuadé que la connoissance des erreurs peut souvent conduire à celle de la vérité, j'ai rapporté avec franchise les malheurs, ainsi que les succès de ma pratique. Lorsque je n'ai pu être utile comme médecin, j'ai tâché de l'être comme anatomiste. J'ai fait l'ouverture des corps de divers rachitiques, ou je les ai fait faire par des personnes instruites, et presque toujours sous mes yeux, afin que, connoissant mieux les causes et les effets de la maladie, je pusse acquérir de nouvelles connoissances pour le traitement, ou que du moins je pusse fournir à d'autres des moyens plus assurés d'y parvenir ; de cette manière, j'ai tiré parti de la mort même des rachitiques que je n'avois pu guérir.

L'altération de la colonne épinière, dont nous rapportons des exemples, qu'on a désignée dans ces derniers temps sous le nom de maladie vertébrale, et contre laquelle on a prescrit un traitement particulier, n'est-elle pas elle-même un effet du rachitisme produit par l'une de ses causes ordinaires ?

La diversité des symptômes qui ont lieu alors, ne tient-elle pas plutôt de la nature de la partie affectée, que de la différence de la maladie ?

C'est à la même cause, qui produit le rachitisme , qu'il faut souvent attribuer les désordres de la dentition ; les observations que nous rapportons le prouvent évidemment , et montrent , pour ainsi dire , la route qu'il faut suivre pour les prévenir. A quoi servent donc tous ces remèdes extérieurs pour faciliter l'éruption des dents , quand un vice interne s'oppose à leur développement et à leur libre et régulière sortie des alvéoles ? Ce n'est qu'en attaquant le mal dans sa source , qu'on peut en détruire les funestes effets.

Nos observations prouvent encore que le vice qui produit le rachitisme , affecte quelquefois les glandes synoviales de la cavité cotyloïde , les gonfle , les obstrue , et cause la luxation du fémur. Ce point de doctrine étoit sans doute connu des gens de l'art , et sur-tout de *Moreau* , de *Dehaën* , d'*Andouillé* , de *Petit* , &c. ; mais , comme en matière de physique on ne peut assez constater la réalité de divers faits, et qu'en les examinant sous différens points de vue, on peut acquérir de nouvelles lumières, je n'ai pas cru inutile de rapporter les observations dé ce genre, que la pratique de la médecine m'a mis à portée de recueillir.

Les espèces de rachitisme bien constatées par les observations que j'ai rapportées, et les résultats que j'en ai déduits étant donnés à la suite de chacun des articles, j'ai cru devoir terminer cet ouvrage par des remarques sur cette maladie, sur ses symptômes, sur ses causes, sur la manière dont les os sont affectés, sur la méthode qu'on a suivie pour parvenir à connoître une maladie aussi affreuse qu'étonnante, enfin sur les moyens généraux, tant internes qu'externes, qu'il faut employer pour la guérir.

En procédant ainsi du simple au composé, l'esprit n'embrasse-t-il pas mieux l'étendue d'un objet? ne le voit-il pas d'une manière plus précise et plus nette? et n'est-il pas moins porté à se livrer aux conjectures qui ont jusqu'ici retardé les progrès de la médecine, tandis que les autres branches de la physique, dont l'art de guérir doit être toujours étayé, telles que l'anatomie, la chimie et la botanique, font tous les jours des progrès si rapides?

OBSERVATIONS

OBSERVATIONS

SUR LA NATURE

ET SUR LE TRAITEMENT

DU RACHITISME,

OU

DES COURBURES DE LA COLONNE VERTÉBRALE,

ET DE CELLES DES EXTRÉMITÉS SUPÉRIEURES
ET INFÉRIEURES.

PREMIÈRE PARTIE.

DIVERSES ESPÈCES DE RACHITISME.

ARTICLE PREMIER.

Bosses Vénériennes.

OUVERTURES DES CORPS.

OBSERVATION PREMIÈRE.

JE fus chargé en 1779, par le ministre de la guerre, Montbarrey, de suivre, avec le citoyen *Gaulard*, premier médecin de l'hôpital général, et le citoyen *Faguer*,

B

premier chirurgien gagnant-maîtrise, **un**
traitement anti-vénérien qu'on lui avoit
proposé, afin de pouvoir, d'après le ju-
gement que nous en aurions porté, le re-
jeter ou l'admettre pour les troupes.

Je me transportai à Bicêtre pour y choisir divers malades atteints de la maladie
vénérienne, pour être traités par la méthode proposée dans une maison du faubourg du Temple, où ils devoient être
soignés : j'y vis plusieurs personnes qui,
de très-droites qu'elles avoient été, étoient
devenues bossues, et étoient renversées
au dernier point ; je portai principalement
mon attention sur trois de ces malades,
dont un fut conduit à notre hospice ; les
deux autres restèrent à Bicêtre.

L'un de ces trois malades n'avoit éprouvé aucune douleur dans l'épine avant qu'il
se courbât ; les deux autres en avoient ressenti d'atroces, long-temps avant qu'ils
éprouvassent la moindre déviation apparente de la colonne vertébrale ; deux avoient
des symptômes vénériens locaux ordinaires,
comme chancres et bubons : mais l'un des
trois n'en avoit aucun ; il avoit seulement
eu quelques pustules à la peau.

Le malade qu'on conduisit à notre hospice étoit courbé de derrière en avant, de manière que la partie supérieure de la colonne vertébrale faisoit avec la portion inférieure, un angle presque aigu, dont l'apophyse épineuse de la septième vertèbre dorsale formoit la pointe : le malade, ne pouvant se redresser, avoit la face inclinée vers la terre ; il ne pouvoit se soutenir que par deux béquilles, et avoit la plus grande peine pour faire quelques pas ; il ressentoit, dans les extrémités inférieures, des crampes fréquentes, souvent de vraies convulsions, tandis qu'il avoit la plus grande insensibilité dans les muscles du côté interne de la jambe et du pied droit ; insensibilité qui augmenta au point qu'elle gagna toute l'extrémité déjà atrophiée, et qu'il en perdit le mouvement. Les douleurs de la colonne vertébrale augmentèrent tous les jours, malgré le traitement anti-vénérien ; la fièvre s'alluma, la maigreur fut extrême, le dévoiement colliquatif survint ; rien ne put le modérer, et le malade mourut. J'ai assisté à l'ouverture du corps, qui fut faite par le citoyen *Faguer;* en voici le principal résultat. Les tibia étoient couverts d'exostoses ; il y en avoit une très-grosse au cubitus droit, vers la partie moyenne de sa face antérieure et interne, et une autre dans le cubitus gauche, plus petite; la mâchoire inférieure étoit aussi très - grosse vers le grand angle, du côté droit, et l'apophyse condyloïde du même côté étoit singulièrement ramollie, ainsi qu'une portion du bord postérieur de la branche de l'os maxillaire qui la supporte; le sternum étoit fort inégal, et carié à son extrémité supérieure. Les vertèbres cinquième, sixième, septième et huitième avoient leurs corps presque entièrement détruits par la carie, tant dans leur épaisseur que dans leur hauteur; leur lame postérieure, qui forme la paroi antérieure du canal vertébral, avoit aussi perdu de sa hauteur, sur - tout celle de la septième vertèbre dorsale, qui n'avoit pas la moitié de son étendue ordinaire, tandis que la partie antérieure de son corps étoit presqu'entièrement détruite; les deux cartilages qui la réunissent avec la sixième et la huitième vertèbre dorsale, étoient antérieurement peu éloignées l'une de l'autre. Le canal vertébral, en cet endroit très-rétréci, contenoit une grande quantité d'eau verdâtre ; les glandes lymphatiques du poumon étoient gonflées et pleines d'un suc stéatomateux, ainsi que les glandes mésentériques ; le testicule droit étoit de la grosseur du poing, dur, inégal, et ulcéré en quelques endroits ; le cordon spermatique étoit comme carnifié jusques à une grande hauteur dans le bas - ventre, il y avoit, dans cette cavité, un épanchement d'eau rougeâtre. Le foie étoit tuméfié et durci ; il contenoit plusieurs concrétions stéatomateuses.

OBSERVATION II.

En 1779, un garçon de l'imprimerie de Didot l'aîné, âgé de dix-sept ans, fut traité d'une vérole par un empirique, qui lui fit des injections dans le canal de l'urètre, pour arrêter un écoulement peu de jours après qu'il avoit eu lieu ; il lui mit encore divers emplâtres sur deux tumeurs aux aines, deux poulains, qui disparurent promptement sans suppuration. Ce jeune homme, se croyant guéri, cessa toute espèce de traitement : un an après il maigrit sans cause manifeste ; il éprouva une légère douleur dans la région lombaire, qui redoubloit pen dant la nuit. Le malade n'éprouvoit d'abord aucune augmentation de douleur, quoiqu'on pressât fortement les parties extérieures, ni même dans les mouvemens qu'il faisoit en marchant, ou autrement; cependant les douleurs augmentoient toutes les nuits, et enfin elles devinrent intolérables ; il souffrit aussi alors le jour, et il termina par éprouver des douleurs continues , cependant toujours plus vives la nuit que le jour. Dans cet état d'insomnie presque continuelle, il prenoit les alimens qu'on lui donnoit, et avoit même plus d'appétit que dans l'état naturel.

Cependant le malade maigrit beaucoup; il ne pouvoit marcher, même se tenir debout, qu'étant ployé, de manière que la portion lombaire des vertèbres étoit renversée en avant dans le ventre, et que la portion dorsale l'étoit en arrière; les vertèbres cervicales étoient inclinées singulièrement en avant, formant dans cet endroit une plus forte convexité, et en arrière une concavité bien plus grande que dans l'état naturel ; la tête étoit tellement renversée que le malade avoit la face tournée vers le ciel, lorsqu'il étoit debout, et il avoit

l'épine si roide, qu'il ne faisoit aucun mouvement, ni en avant, ni en arrière, ni sur
les côtés ; il paroissoit fixé avec un pieu ;
son pouls devenoit de plus en plus fréquent ;
sa maigreur étoit telle qu'il étoit atrophié ;
la chaleur à la peau étoit brûlante, sur-
tout à l'entrée de la nuit ; elle diminuoit
dans la matinée, et la peau étoit alors légèrement humectée par la transpiration un
peu visqueuse ; cette fièvre, qui avoit d'a-
bord été violente pendant les nuits, devint
aussi très-vive pendant les jours ; des pustules parurent sur la peau, sur-tout sur la
région lombaire ; les jambes s'enflèrent, et
de manière que l'enflure étoit à-peu-près
la même, soit que le malade fût levé, soit
qu'il fût dans son lit : les urines avoient
toujours un libre cours ; il se plaignit
pendant long-temps d'une douleur vive
vers les parties internes et moyennes des
cuisses, se propageant cruellement sur
les genoux, ce qui obligeoit le malade
de tenir les jambes ployées, soit qu'il fût
assis, soit qu'il fût couché dans son lit :
cependant cette douleur diminua, et très-
promptement ; il se fit même un tel changement à cet égard, que les extrémités

inférieures tombèrent dans la stupeur et dans l'engourdissement, enfin dans la paralysie la plus complète ; les urines, et les matières fécales coulèrent involontairement ; le dévoiement colliquatif survint ; l'épine du malade s'étoit tellement déformée, qu'il en résultoit un grand creux sur les premières vertèbres lombaires, qui augmentoit lorsque le malade vouloit se maintenir debout, ce qu'il ne faisoit d'abord qu'avec des douleurs extrêmes, et ce qu'il ne put plus faire dans la suite. A peine ce malade pouvoit-il s'asseoir sur son lit ; il souffroit des douleurs continues le long de l'épine, et sur-tout dans la région des lombes, qui se propageoient d'une manière cruelle dans les extrémités inférieures, sur-tout dans la gauche : enfin il périt dans le marasme le plus complet, malgré les traitemens anti-vénériens qu'on lui avoit administrés, mais sans doute trop tard.

A l'ouverture du corps, qui fut faite par Arnould, étudiant en médecine, et par Marchand, mon prévôt d'anatomie, on trouva les vertèbres lombaires affectées de carie ; les deux supérieures sur-tout étoient tellement rongées, que la face antérieure de leur corps étoit presque détruite, ainsi qu'une grande portion du corps même; elles avoient aussi beaucoup perdu de leur hauteur, sur-tout à leur partie antérieure; le canal vertébral étoit en cet endroit rétréci par la lame osseuse postérieure des corps de deux vertèbres, laquelle s'étoit déjetée en - dedans, et paroissoit comprimer le cylindre nerveux de la queue - à - cheval; les apophyses épineuses, ainsi que les bords qui terminent les corps des vertèbres, avoient conservé leur dureté à - peu - près naturelle; les vertèbres lombaires inférieures étoient grossies, et d'une texture différente dans leur corps même, étant en quelques endroits dures comme du marbre, et dans d'autres ramollies par un commencement de carie. Le suc médullaire des deux premières vertèbres lombaires étoit noirâtre et liquide, tandis que celui contenu dans les vertèbres voisines avoit plus de consistance, et avoit une couleur rougeâtre; il y avoit beaucoup d'eau épanchée dans le canal vertébral, ainsi que dans le crâne; cependant il y en avoit peu dans les ventricules du cerveau, dont la substance étoit ferme et compacte, ainsi que celle de la partie supérieure de la moelle épinière.

OBSERVATION III.

En 1781 j'ai été appelé pour voir l'enfant d'un orfèvre, place Dauphine, qui venoit de lui être rapporté de nourrice : cet enfant avoit les os des jambes très-courbés ; elles étoient convexes en-dedans, et concaves en-dehors ; l'enfant marchoit sur les malléoles internes, les plantes des pieds étant déjetées en-dehors ; l'épine étoit très-courbée sur les côtés ; la poitrine étoit enfoncée et aplatie supérieurement, saillante et rétrécie inférieurement. Il y avoit une exostose très-dure et très-compacte sur la partie gauche du sternum, dont la substance étoit encore plus sèche et plus ferme qu'elle n'a coutume d'être ; les paupières étoient rouges, et il y avoit un écoulement d'une matière verdâtre des angles internes des yeux : le pouls étoit fiévreux ; le ventre dur et les glandes du cou étoient gonflées et dures ; enfin l'enfant étoit dans le marasme le plus complet ; sa peau étoit rude au toucher, en quelques endroits d'un

jaune verdâtre, et il avoit encore un dévoiement colliquatif : il mourut deux ou
trois jours après.

J'en fis faire l'ouverture ; elle démontra
que les vertèbres dorsales, sixième, septième, huitième et neuvième, étoient très-
ramollies, comme de la cire : je les ai
montrées pendant long - temps dans mes
démonstrations anatomiques. Le sternum
étoit aussi très-ramolli : il y avoit dans le
ventre un épanchement d'un liquide verdâtre de la quantité d'une chopine ; les
glandes du poumon étoient pleines d'une
substance stéatomateuse , ainsi que les
glandes du cou ; la thyroïde étoit très-
gonflée, et comme carnifiée ; la substance
du cerveau étoit ferme et compacte , éton-
namment même, si l'on considère l'âge du
sujet : cependant il y avoit beaucoup d'eau
épanchée dans le crâne et dans les ventricules du cerveau.

OBSERVATION IV.

On nous porta à l'amphithéâtre du collège de France, l'année 1787, le cadavre
d'une femme, âgée d'environ trente - huit
ans, dont les os du tibia avoient deux

exostoses, chacune, sur leur face antérieure, environ quatre travers de doigt au-
dessus de la malléole interne; il y en avoit
deux autres plus petites au cubitus, à peu
de distance de l'olécrâne : celles-ci étoient
molles extérieurement comme de la cire,
tandis que les lames intérieures, noirâtres,
étoient très-friables, cassantes ; les exostoses du tibia étoient d'une substance plus
homogène, de la couleur et de la solidité
de la substance des os sur lesquels elles s'é-
toient formées. La peau qui revêtoit les exostoses, ainsi que celle du cubitus, n'étoit
point changée de couleur; les os du carpe
du côté droit étoient fort gonflés, sur-tout
le scaphoïde et le trapèse, qui étoient aussi
très-mous. Les os du carpe gauche étoient
moins volumineux ; mais tous étoient très-
ramollis : la substance des corps des vertèbres, sur-tout celle des dernières dorsales,
étoit d'une mollesse singulière, sans aucune trace d'érosion ; celui des deux dernières avoit perdu de leur hauteur; ils formoient une espèce de plan incliné, en descendant du canal vertébral vers la face antérieure de ce même corps, ce qui avoit
donné lieu à la concavité considérable qu'on

remarquoit en-dedans de la colonne vertébrale, laquelle, au contraire, formoit une
arête pointue en dehors.

Le corps de cette femme étoit extraordinairement gras ; mais la graisse, dont
il étoit surchargé, n'avoit pas par-tout
la même consistance, étant en quelques
endroits très-dure, et en d'autres comme
liquéfiée ; l'épiploon étoit plein d'engorgemens, dont les uns paroissoient adipeux,
et d'autres stéatomateux, mais d'une consistance et d'une couleur bien différentes.
Le foie de ce cadavre, d'un volume énorme, refouloit singulièrement l'estomac
et les intestins grêles à gauche ; sa couleur étoit d'un blanc grisâtre, comme le
papier dont on se sert pour filtrer les liqueurs : coupé par tranches, son parenchyme étoit comme du lard, d'une médiocre
consistance ; il y avoit dans le milieu de ce
viscère plusieurs concrétions d'une substance aussi molle que celle du cerveau des
jeunes sujets ; les grandes lèvres de la vulve
étoient couvertes de chancres.

OBSERVATION V.

Il y a deux ans que le citoyen Salmade,

mon aide-anatomiste au *Museum* national
d'histoire naturelle, disséquant, pour mes
leçons de névrologie, au collège de France,
le corps d'un homme, âgé d'environ trente
ans, dont les parties extérieures de la génération portoient les signes de la vérole
la mieux confirmée, trouva les os du crâne
ramollis dans une grande étendue, et tellement corrodés par la carie, que la calotte
en étoit percée en plusieurs endroits par
divers trous : son corps, bien loin d'être
réduit au degré de maigreur, auquel il avoit
semblé que la fièvre lente, suite commune
de la maladie vénérienne, auroit dû le ré-
duire, étoit au contraire plein de graisse,
tant extérieurement qu'intérieurement. Le
citoyen Salmade a fait présent de cette tête
au Musée national d'histoire naturelle.

OBSERVATION VI.

L'observation que je viens de rapporter
rappelle à ma mémoire celle d'un autre
malade, qui fut soigné, il y a plusieurs
années, par Veyret, Chopard, et autres
chirurgiens de Paris, et que j'ai été voir
plusieurs fois. Il avoit de grosses élévations

sur l'os frontal, dont une partie étoit très-ramollie ; la table externe de cet os fut soulevée par des excroissances polypeuses, qu'on détruisit pendant long-temps avec le cautère actuel, à proportion qu'elles pulluloient.

Ces excroissances ne se formoient pas dans les sinus frontaux, mais entre les lames du coronal même, et non pas seulement dans les endroits où il a une certaine épaisseur, mais dans ceux encore où il est ordinairement très-mince, comme aux bosses frontales. L'os, en se soulevant, se ramollissoit comme de la cire ; et la lame la plus extérieure, ramollie et amincie, laissoit sortir les fungosités qui croissoient par-dessous : ce n'étoit qu'à force de les brûler qu'on bornoit leur accroissement.

Le malade étant mort, je me transportai chez le cit. Veyret pour examiner le crâne. Le coronal étoit le seul os affecté ; il étoit ramolli dans presque sa totalité. La lame interne étoit percée en deux endroits par de petits trous, et sa paroi étoit assez unie ; quant à la lame externe, elle étoit au contraire rongée dans presque toute son étendue ; et c'est à travers ses trous que sortoient les bourgeons polypeux d'une consistance plus ou moins grande, lesquels prenoient leur origine d'une espèce de substance diploïque, qui paroissoit se former ou se développer entre les lames du coronal, dans l'endroit même où elle est à peine sensible. La circonférence du coronal étoit en quelques endroits formée d'une substance aussi compacte et aussi friable que celle du verre; il étoit impossible de distinguer entre les deux lames un interstice qui contînt du diploé.

AUTRES OBSERVATIONS VII.

J'ajouterai aux observations précédentes celles de plusieurs enfans, rapportés à leurs mères des campagnes où ils avoient été nourris, et d'autres encore nourris à Paris sous leurs yeux, ou par elles-mêmes, qui sont morts de la phthisie pulmonaire, après avoir éprouvé les effets du rachitisme le plus complet; comme l'extrême déviation de l'épine, le gonflement des os spongieux, l'engorgement des viscères abdominaux, et cela par rapport au vice vénérien dont leurs nourrices avoient été atteintes, souvent avec des symptômes apparens aux

parties

parties de la génération, quelquefois sans qu'on pût y appercevoir aucune trace de virus, et qui cependant n'en existoit pas moins : les enfans eux - mêmes n'ont pas toujours des symptômes locaux de virus vérolique. A l'ouverture de ces enfans morts de la phthisie pulmonaire , suite du rachitisme , on trouva , indépendam-ment des altérations ordinaires , les glan-des lymphatiques du poumon très-engor-gées , et sur - tout des indurations stéato-mateuses dans le tissu de ce viscère, avec plus ou moins d'épanchement d'eau dans la poitrine.

TRAITEMENS HEUREUX.

OBSERVATION (A).

J'ai vu divers enfans atteints du rachi-tisme, tant par la courbure de la taille que par le gonflement des os spongieux, du carpe, du tarse, des extrémités des côtes, que par l'obstruction des glandes du cou, des aisselles, des aines, que par l'embarras encore des viscères abdominaux. Ces en-fans avoient pour la plupart un écoule-ment continuel de matières verdâtres par les

points lacrymaux. Leur peau étoit sèche
et rude au toucher, terne ou d'un jaune
obscur. La plupart de ces enfans, nourris
hors de Paris, dans des campagnes plus ou
moins éloignées, étoient rapportés à leurs
parens dans un tel état. Ces enfans maigrissoient à vue d'œil, et devenoient secs
comme des momies; consumés par la fièvre lente, ils avoient une toux fréquente;
leur bouche se couvroit de chancres, et
il en survenoit aussi aux parties extérieures de la génération, quelquefois avec
des excoriations autour de l'anus; leurs
selles étoient verdâtres, liquides, sanguinolentes, et mêlées de concrétions gluti-
neuses et filamenteuses. Plusieurs de ces
enfans sont morts après avoir éprouvé des
vomissemens si fréquens, qu'ils ne pouvoient prendre aucune espèce de nourriture. J'ai quelquefois remarqué, dans
quelques - uns d'eux, que non-seulement
les os spongieux se tuméfioient, et que
les os longs se courboient, mais aussi que
d'autres os devenoient plus durs, plus cassans, et perdoient plutôt de leur volume
qu'ils ne se tuméfioient. Le mercure a été
le véritable spécifique de cette maladie des

enfans, lorsque j'ai pu le leur administrer avant que le mal eût fait de trop grands ravages. Le marasme, la fièvre lente et le dévoiement colliquatif ont annoncé une mort certaine, qu'on a accélérée par l'administration des remèdes mercuriaux.

Hors de ces cas extrêmes, dès que j'ai été appelé auprès de ces enfans, je leur ai prescrit l'usage des sirops mercuriels, de Cuisinier, de Bellet, ou d'un sirop composé de plantes anti-scorbutiques, réuni au sirop mercuriel. Je prescrivois ces sirops à des doses d'autant moins grandes qu'ils contenoient plus de mercure, depuis une cuillerée à café jusqu'à une cuillerée à bouche, d'abord une seule fois le jour, et ensuite deux fois, dans le double d'eau commune. Ayant égard à l'âge des enfans et à la force du remède, le traitement doit toujours être prescrit de manière qu'il n'occasionne aucune irritation sur les voies alimentaires; et il ne faut pas manquer de faire observer aux parens des enfans, que ce n'est que par un long usage du remède qu'on peut enfin obtenir d'heureux résultats. On voit les enfans démaigrir; leur teint est moins jaune; les lèvres se colorent;

ils prennent leur nourriture avec plus de plaisir ; leurs évacuations sont plus liées et plus régulières ; leurs mouvemens sont plus faciles, ils ont réellement plus de force. J'ai toujours prescrit aux enfans, qui ont fait usage des préparations mercurielles, de légers purgatifs, tous les mois, ou tous les mois et demi ; quelquefois cependant je préférois, pour les petits enfans sur-tout, l'ipécacuanha, pour les faire vomir légèrement, et en même temps pour produire une copieuse évacuation par les selles.

OBSERVATION (B).

Le mercure, administré aux nourrices sous la forme de frictions, m'a parfaitement bien réussi pour le traitement du rachitisme des enfans. Les frictions leur étoient administrées à la dose seulement d'un gros d'onguent, fait avec moitié graisse et moitié mercure, bien révivifié du cinabre ; on mettoit un, et quelquefois deux jours d'intervalle, pour éviter la salivation, et on prolongeoit le traitement jusqu'à ce qu'on eût à-peu-près employé trois onces à trois onces et demie d'onguent.

OBSERVATION (c).

Un autre enfant, d'une dame bien connue, contracta la maladie vénérienne d'une nourrice que je lui avois donnée moi-même, d'après des témoignages que je croyois sûrs, et sachant qu'elle avoit fait deux bonnes nourritures. Cette nourrice, atteinte du vice vénérien, le communiqua à ce malheureux enfant : vers l'âge de trois mois, on le vit dépérir; ses yeux devinrent ternes; il s'écouloit des angles internes des yeux, une humeur verdâtre et glutineuse; sa peau se ridoit, devenoit rude et inégale; le ventre se tuméfioit et se durcissoit; sa taille se courboit; les os du carpe se gonfloient. Je questionnai la nourrice, je la visitai, et je lui reconnus la vérole la mieux décidée : cette nourrice avoit d'ailleurs de belles dents, et étoit plutôt grasse que brune. Je lui conseillai de se faire traiter par les frictions mercurielles, et de continuer en même temps de nourrir l'enfant; ce qui fut fait. Après quelques remèdes préliminaires, trois bains seulement, un très-doux purgatif, les frictions furent commencées, et elle prit trois onces et demie d'onguent mer curiel, fait avec moitié graisse et moitié mercure, à la dose d'un gros à un gros et demi tous les deux ou trois jours. Ce traitement fut long, mais très - heureux, tant pour la nourrice que pour l'enfant; il continua toujours de teter, et reprit des forces à proportion que le traitement avançoit; ses membres se développèrent et se redressèrent; la dentition se fit de la manière la plus régulière et sans orages; enfin cet enfant termina par jouir de la meilleure santé.

OBSERVATION (D).

Un enfant de Paris, porté à Montmorenci pour y être nourri par une nourrice du lieu, lui communiqua la maladie vénérienne ; cette nourrice la donna à son mari ; celui-ci, qui vivoit avec une femme du village, la lui donna encore ; enfin ce mal se transmit ainsi, tellement que, dans peu de temps, presque tout ce village fut infecté de la maladie vénérienne.

On parla à Paris de cette maladie diversement : le gouvernement crut devoir y envoyer des gens de l'art de guérir, capables de l'éclairer sur la nature de la maladie, et de lui opposer un bon traitement. Morand père et Lassonne furent choisis ; (c'est d'eux que je tiens cette observation) ils se rendirent à Montmorenci et se convainquirent que les nourrices et les nourrissons étoient généralement atteints de la vérole, laquelle avoit aussi fait des progrès dans plusieurs ménages ; la plupart des jeunes enfans avoient les symptômes du rachitisme le mieux caractérisé ; les extrémités des côtes sternales étoient pleines de nœuds, les os du carpe gonflés, l'épine déviée, les extrémités inférieures courbées, le ventre tuméfié et renitent ; pâles, maigres, plusieurs n'avoient aucune affection vénérienne aux parties de la génération, et certains les avoient couvertes de chancres, de pustules, qui existoient aussi ailleurs sur la peau. Plusieurs de ces enfans n'avoient d'autres symptômes que de petites pellicules blanchâtres sur la langue, ou sur la membrane du palais, des aphtes, qui se renouveloient aussitôt qu'ils avoient été détruits. Tous ces malades, à l'exception des nourrissons, furent traités par les frictions mercurielles, après les préparatifs convenables. On fit prendre aux enfans du

sirop mercuriel, mais, je crois, sans nécessité, le traitement des nourrices devant
leur suffire.

OBSERVATION (E).

Un enfant de la reine de Naples, né avec
toutes les apparences de la meilleure santé,
fut nourri par une femme qui paroissoit
parfaitement saine, mais sur laquelle cependant on n'avoit pas pris toutes les informations nécessaires ; cet enfant eut, peu
de temps après qu'il eut commencé cette
nourriture, un engorgement dans les viscères du bas-ventre, avec des symptômes
de la phthisie pulmonaire, et une disposition manifeste au rachitisme ; il fut guéri
par le seul traitement des frictions, auquel
se soumit la nourrice, traitement que j'ai
conseillé avec plusieurs médecins de Paris,
qui furent consultés. On pourra lire le détail de cette observation intéressante dans
mon Traité sur la Phthisie Pulmonaire,
page 309. On y trouvera encore l'histoire
de quelques phthisiques, chez lesquels la
colonne vertébrale s'est extrêmement déviée, et dont quelques-uns ont été radicalement guéris par l'usage des préparations

mercurielles , prises intérieurement, ou
sous la forme des frictions, ou encore ensemble.

Nous nous sommes aussi bien trouvés
des fumigations avec le cinabre, mêlé avec
quelque matière combustible, la myrrhe,
l'encens, sur les membres dont les os étoient
affectés par le rachitisme , comme sur les
poignets, dont les os étoient très-gonflés,
sur les extrémités des côtes tuméfiées, sur
les os longs des extrémités, commençant à
se courber, enfin sur les glandes du cou,
des aisselles, des aines, atteintes d'engorgement. Ces fumigations étoient faites sur
la partie malade, moyennant un cornet de
papier , évasé en forme d'entonnoir par
une extrémité, pour recueillir la fumée,
et rétréci par l'autre bout, pour la mieux
concentrer et diriger à sa volonté. Ce
traitement local , réuni à l'administration
intérieure de préparations , ou aux frictions mercurielles, a produit de tels effets
dans le rachitisme, qu'on a vu des os ramollis se durcir, des os gonflés diminuer
de volume , et rentrer, pour ainsi dire,
dans leurs bornes ; des os courbés prendre
leur direction naturelle ; enfin, qu'on a vu

des enfans, ayant déjà la taille déjetée, se redresser, et terminer par jouir de la meilleure santé.

OBSERVATION (F).

Une marchande de volaille, demeurant rue de Nevers, près le Pont-Neuf, âgée de vingt-huit ans, mariée avec un homme âgé de quarante-cinq ans, dont elle avoit eu plusieurs enfans, alla consulter Steinacher, apothicaire, rue Dauphine, pour une légère gêne, plutôt qu'une douleur, dans la narine droite, qui l'empêchoit de respirer librement par cette voie. Divers remèdes lui furent inutilement prescrits ; la difficulté de respirer augmenta ; la malade se plaignit d'une douleur moins obscure et plus constante dans la narine droite, douleur qui augmentoit pendant la nuit. Cette femme me fut adressée par le citoyen Steinacher pour me consulter. L'ayant bien examinée, je reconnus qu'il y avoit un gonflement considérable dans la portion de la membrane pituitaire, qui revêt la face du vomer de la cavité nasale droite ; que cette membrane étoit aussi gonflée sur le cornet inférieur de la même fosse nasale, et que

ce gonflement s'étendoit sur la masse latérale de l'éthmoïde ; on reconnoissoit, en
portant le doigt et le stylet en avant et en
haut, un pareil gonflement dans la même
membrane, sous l'os quarré du nez droit.
Cette tuméfaction de la membrane pituitaire étoit inégale, déprimée en quelques
endroits, et soulevée en d'autres, comme
par des écailles osseuses ; la surface extérieure du nez étoit gonflée et très-rouge ;
le voile du palais étoit d'un rouge obscur,
ainsi que la membrane qui recouvre la
face inférieure des apophyses palatines
des os maxillaires, mais elle étoit peu
tuméfiée : en la pressant légèrement, on
sentoit que les os opposoient peu de résistance; ils paroissoient ramollis au tact. La
malade étoit cependant sans fièvre ; il ne
s'écouloit aucune humeur par le nez.
Elle m'assura n'avoir eu aucune maladie
vénérienne; son mari et ses enfans jouissoient de la meilleure santé. Je crus, malgré cela, devoir la visiter ; mais je n'y reconnus aucunes marques de vice vénérien :
cependant je jugeai convenable de lui
conseiller l'usage interne du sublimé corrosif, et même des injections avec de l'eau

chargée aussi de sublimé. Le traitement fut long : la malade prit vingt-un grains de sublimé corrosif, à la dose d'un quart de grain par jour, ou demi-grain tout au plus, la dose encore divisée en deux prises, l'une pour le matin et l'autre pour le soir; à cet effet quatre grains de sublimé avoient été dissous dans huit onces d'eau distillée, et la malade en prenoit une cuillerée à café, environ deux gros., dans demi-verre d'eau d'orge, de graine de lin ou de mauve, ou une cuillerée à bouche, environ demi-once, dans un verre de ces mêmes boissons émollientes. On étoit souvent forcé de borner à un quart de grain la dose du sublimé, par rapport à l'irritation des entrailles, que la malade éprouvoit lorsqu'elle en prenoit une plus forte dose; ce qui prouve combien étoient irritables et sensibles l'estomac et les intestins. J'eusse, par cette raison, préféré dans cette circonstance, plus que dans aucune autre, le traitement par les frictions mercurielles; mais la malade ne voulut jamais s'y soumettre.

Le mal continua de faire des progrès dans le commencement du traitement; l'os quarré du nez se gonfla considérablement,

ainsi que l'apophyse montante de l'os maxillaire, et la portion de cet os qui forme le
bord antérieur et inférieur de l'orbite, laquelle paroissoit sensiblement ramollie au
tact; mais lorsque la malade eut pris environ dix grains, vers le vingt - cinquième
jour du traitement, les douleurs diminuèrent, le gonflement de la membrane pituitaire étoit moins grand, les os étoient moins
mous, la malade dormoit mieux.

Le traitement fut continué encore plus
d'un mois; je joignis à l'usage des boissons
légèrement diaphorétiques, celui des bains
tièdes, des lavemens émolliens. La malade
vécut de peu d'alimens, et bien choisis;
elle termina par jouir de la meilleure santé.
Je l'ai vue long-temps après ce traitement,
n'éprouvant ni douleurs dans les os du nez,
ni gonflement dans la membrane pituitaire,
et respirant avec autant de facilité par la
narine droite, qui avoit été malade, que
par la gauche, dans laquelle il n'y avoit
eu aucun obstacle qui se fût opposé au
passage de l'air.

OBSERVATION (G).

J'ai confié, en 1789, au citoyen Salmade,

éleve anatomiste au *Museum* national d'histoire naturelle, un malade du même genre,
demeurant rue des Mauvais Garçons. Il lui
étoit d'abord survenu un gonflement considérable dans la portion de l'os maxillaire
droit, sans y avoir ressenti aucune douleur
précédemment; cette tumeur correspondoit
à la partie antérieure du sinus maxillaire,
sous le trou orbitaire externe; elle étoit
dure, inégale en quelques points, et obs-
curément molle en d'autres; la peau, dans
l'endroit qui la revêtoit, avoit conservé sa
couleur à-peu-près naturelle; le nez étoit
gonflé à sa partie supérieure, sur-tout du
côté gauche; l'os quarré faisoit une saillie
en dehors et une tumeur en dedans, qui
bouchoit le haut de la narine; la portion
antérieure de la lame perpendiculaire de
l'éthmoïde, qui s'articule avec les lèvres
des bords internes des deux os quarrés du
nez, paroissoit aussi gonflée et inégale, lorsqu'on la touchoit avec la sonde; la cavité
de la narine gauche étoit très-rétrécie, et le
malade ne pouvoit presque pas respirer par
cette voie. Il ne respiroit pas non plus librement par la narine droite, laquelle, sans être
rétrécie par le vice des os, n'étoit pas sans

embarras, par rapport au gonflement de la
membrane pituitaire ; il s'écouloit des narines une humeur fétide, grisâtre, limpide
ordinairement, mais quelquefois sanguinolente. Le malade a éprouvé plusieurs sai-
gnemens de nez ; la portion osseuse du
palais étoit sensiblement ramollie, et la
membrane qui la revêt du côté de la bouche étoit d'un rouge violet ; le malade,
qui jouissoit d'ailleurs d'une apparence de
santé, éprouvoit dans la nuit, depuis peu
de temps, une légère fébricule, qui dispa-
roissoit pendant le jour. Tel étoit son état
lorsqu'il vint me consulter : lui ayant de-
mandé s'il n'avoit pas la maladie vénérienne, il me répondit qu'il n'avoit aucun
symptôme qui l'indiquât ; qu'il étoit ma-
rié ; que sa femme jouissoit de la meilleure
santé, ainsi que deux enfans qu'il en
avoit eus. Je le visitai, pour plus grande sûreté, et je n'en découvris aucune
trace ; cependant le malade, interrogé
encore s'il ne se ressouvenoit pas d'avoir
eu quelque maladie vénérienne, me répondit qu'autrefois, il y avoit plus de
quinze ans, il avoit eu un écoulement par
le canal de l'urètre, après avoir vécu avec

(48)

une femme qu'il ne croyoit pas suspecte ; lequel s'étoit arrêté sans aucune espèce de remède. Mon avis fut que le malade fît usage des mercuriaux, sous la forme des frictions, et qu'il prît encore le sublimé intérieurement, et en prolongeant le traitement par de petites doses , pour éviter les effets non - seulement de la salivation, mais encore le gonflement des glandes salivaires. Le citoyen *Salmade* dirigea ce traitement avec d'autant plus de soin, qu'il étoit intéressant d'en voir les suites.

Le malade prit plusieurs bains, et but tous les matins une chopine de petit lait clarifié, coupé avec demi-septier d'une infusion de râpure de sassafras, dans le premier verre duquel il faisoit ajouter une cuillerée à bouche, demi-once d'une solution de deux grains de sublimé , dans huit onces d'eau distillée ; ainsi il ne prenoit d'abord qu'un quart de grain de sublimé par jour. Après que le malade eut pris environ huit à dix bains, il reçut tous les deux à trois jours, par la friction, un gros d'onguent mercuriel, fait avec moitié mercure et moitié graisse ; et ce traitement, en quelque manière extérieur et

interne ,

interne, fut continué jusqu'à ce que le malade eût pris trois onces d'onguent mercuriel et huit grains de sublimé corrosif : on lui faisoit aussi renifler, deux ou trois fois par jour, une décoction de quinquina, avec addition de quelques grains de sublimé.

C'est en suivant un pareil traitement, que non-seulement on prévint la carie des os du nez et de la mâchoire supérieure, dont le malade étoit si fort menacé, mais encore qu'on le guérit des gonflemens et des ramollissemens dans les os, qui annonçoient leur plus complète désorganisation. La petite fièvre qui avoit lieu tous les soirs commença par disparoître ; la membrane du palais perdit de sa lividité et de sa sensibilité ; le malade, qui ne pouvoit user que des alimens les plus fades, termina par pouvoir en prendre d'autres, sans les trouver âcres ni brûlans ; sa déglutition fut moins pénible, sa voix devint moins rauque, son haleine moins fétide ; et successivement, par une gradation non interrompue, mais longue, toutes les parties affectées rentrèrent dans leur état naturel, à l'exception d'un léger gonflement dans les os de la voûte palatine, qui termina cependant par se dissiper.   D

OBSERVATION (H).

Le secrétaire d'ambassade de Venise, Ol****, après avoir fait usage de la méthode de *Preval*, dans une maladie vénérienne dont il fut atteint, se croyoit parfaitement guéri, n'en ayant plus aucun symptôme qui eût son siége dans les parties extérieures de la génération, lorsqu'il sentit un embarras dans le palais, qui lui gênoit la déglutition. Il croit que c'est un simple mal de gorge, envoie chez l'apothicaire demander un looch, prend quelques boissons émollientes, et pendant long-temps, mais sans succès ; la voûte palatine osseuse s'enfle, devient inégale, raboteuse, déprimant inégalement la membrane qui la revêt du côté de la bouche, laquelle étoit, non d'une couleur rouge pâle, comme elle l'est ordinairement, mais d'une couleur purpurine ; elle devint enfin d'un violet très-foncé. Le malade ne pouvoit presque plus avaler ni liquides, ni solides ; sa voix étoit rauque, et sa bouche étoit pleine d'une humeur glutineuse, qui lui colloit continuellement la langue au palais ; il y éprouvoit plus de chaleur qu'à l'ordinaire. Cependant, la maladie faisant des progrès, la déglutition des liquides devint très-gênée et ils refluoient en partie par les narines : le malade crut devoir venir me consulter. Après avoir entendu le récit qu'il me fit de son mal antécédent, du traitement qu'il avoit suivi, et du mal de gorge consécutif, j'examinai scrupuleusement son palais, et j'y découvris un trou, dans lequel je pus introduire un petit stylet flexible, recourbé. Ce trou étoit situé vers le milieu du bord antérieur de la portion quarrée de l'os palatin droit, et du bord postérieur de l'apophyse palatine de l'os maxillaire ; les bords de ce trou étoient inégaux au toucher, et la membrane du palais étoit gonflée tout autour, d'une couleur plutôt noire que rouge. Je conseillai au malade, pour prévenir les progrès ultérieurs de destruction, de se soumettre promptement au traitement suivant.

1°. De prendre intérieurement, tous les jours, à petites doses, la dissolution mercurielle, vulgairement appelée *de Van-Swieten*.

2°. De se faire frotter avec de l'onguent

mercuriel , et , dans l'intervalle des frictions, de prendre des bains tièdes.

3º. D'user, dans la journée, de quelque
boisson adoucissante, légèrement diapho-
rétique.

4º. De vivre de laitage, et de végétaux
adoucissans et rafraîchissans.

5º. D'user, pour gargarisme, de la solution mercurielle dans de l'eau d'orge, avec
du sirop de mûres , etc.

Ce traitement fut suivi ; le malade prit
18 grains de sublimé, dissous dans 2 pin-
tes d'eau distillée, dans l'espace d'environ
deux mois , à-peu-près un quart de grain
par jour. On employa en frictions, de demi-
gros à un gros, 3 onces et demie d'onguent
mercuriel, fait par moitié ; on éloignoit les
frictions, et même on suspendoit l'usage
intérieur du sublimé, ainsi que celui des
gargarismes, lorsqu'il y avoit les moindres
menaces de salivation. Cependant le malade étoit déjà parvenu à la moitié de son
traitement, tant par l'intervalle du temps
qu'il dura, que par la quantité du mercure
qu'il prit, sans en éprouver aucun heureux
effet. Au contraire, l'ouverture du palais
s'étoit agrandie ; la membrane qui en revê-

toit le contour se gonfloit de jour en jour ; et
sa couleur, d'un violet foncé, faisoit craindre la gangrène de cette membrane, et une
propagation de la carie des os du palais ;
il survint encore de l'enflure au visage, sous
le buccinateur droit, qui soulevoit considérablement la gencive, et qui se propageoit en arrière. Je craignis que la tubérosité malaire ne fût menacée de carie,
d'autant plus que les dents molaires postérieures droites étoient tellement vacillantes dans les alvéoles, qu'on les en eût
facilement arrachées. Mais cet effet n'étoit-il pas plutôt produit par le mercure que
par le vice vénérien ? Je crus devoir suspendre les frictions pour quelques jours ;
mais ayant enfin vu que la salivation ne
paroissoit pas, que le malade n'éprouvoit
qu'un léger crachotement de plus, le traitement fut continué. Le mal ne fit plus de
progrès ; bien plus, dans quelques jours,
la membrane du palais, dont les lames
extérieures étoient tombées en plus d'un
endroit par des exfoliations, parut en meilleur état, tant par sa couleur que parce
qu'elle étoit moins gonflée et moins douloureuse. Le traitement fut continué avec

plus de confiance ; la membrane du palais
se prolongeoit sur les bords du trou contre
nature ; elle y formoit un bord arrondi et
peu gonflé, une espèce de bourrelet, où
l'étendue du trou parut un peu diminuée ;
la tubérosité de l'os maxillaire étoit moins
gonflée ; enfin le traitement fut continué, et
la carie des os du palais arrêtée. On essaya
ensuite de boucher le trou du palais avec
un obturateur ; mais il fallut faire bien des
tentatives, avant de parvenir à pouvoir lui
en placer un qui pût tenir et qu'il pût supporter ; on y réussit, l'obturateur facilita
la déglutition, mais il ne produisit aucun
changement heureux dans la voix.

OBSERVATION (I).

Le traitement que j'ai fait administrer
à d'autres malades, atteints du mal de
gorge vénérien, les a garantis d'un aussi
malheureux sort que celui du secrétaire
d'ambassade, dont j'ai donné précédemment l'histoire, sans doute parce qu'il a
été administré avant que le virus eût fait
impression sur les os du palais ; mais
on ne peut s'empêcher de remarquer que
quelquefois ce virus les affecte extrême-

ment vîte. Une actrice de la comédie ita-
lienne fut atteinte d'une carie aux os du
palais , très - peu de temps après qu'elle
eut éprouvé le mal de gorge vénérien ; les
os furent promptement rongés , et le trou
de communication entre la bouche et les
narines fut en peu de jours de la grandeur
d'une pièce de six sous ; tandis que d'autres personnes , que j'ai vues ayant des
maux de gorge affreux , la luette couverte
d'aphtes , ainsi que le voile du palais et la
membrane palatine , sans cependant que
les os du palais ayent été affectés , ont
été facilement guéries par le traitement
anti - vénérien que je leur ai fait administrer.

Le frère d'un fermier-général, le citoyen
D * *, demeurant rue du Sentier , avoit
depuis long - temps un mal de gorge opiniâtre , contre lequel il avoit usé de diverses boissons émollientes, de gargarismes
nombreux , et de bains , mais sans succès ;
il me consulta. Le voile du palais et la
membrane qui revêt la voûte palatine ,
étoient gonflés, et d'une couleur de lie de
vin ; on y distinguoit des aphtes ; la luette
sur-tout en étoit couverte ; du reste , ce

malade n'avoit aucune autre affection morbifique qui fût apparente, pas la moindre
marque de virus vénérien aux parties extérieures de la génération ; la femme avec
laquelle il vivoit jouissoit de la meilleure
santé, ainsi qu'un enfant qu'il en avoit eu.
Cependant le malade avoit éprouvé dans sa
jeunesse plusieurs maladies vénériennes,
dont il avoit été, à ce qu'il croyoit, parfaitement bien traité ; mais sa sécurité à
cet égard ne put me rassurer. Je pensai,
au contraire, que son mal étoit vénérien ;
je lui conseillai, en conséquence, de recourir aux frictions mercurielles, avec les
précautions et après les préparatifs ordinaires. Il usa aussi, pendant ce traitement,
des boissons légèrement diaphorétiques,
et il en retira un si grand succès, que,
vers la dixième friction, d'un gros et demi
chacune, d'onguent mercuriel par moitié,
l'enflure du voile du palais et celle de la
membrane palatine avoit disparu, ainsi que
les aphtes. Cependant les frictions furent
continuées jusqu'à ce qu'on eût employé
trois onces et demie de pommade mercurielle ; le malade fit aussi, après ce traitement, usage de la tisane de salsepareille,

et il fut radicalement guéri. Ce traitement, que j'avois prescrit, fut dirigé par le citoyen *Innocent Martin*, chirurgien.

OBSERVATION (K).

Une citoyenne, âgée d'environ trente ans, demeurant rue des Saints-Pères, près la rue de Verneuil, fraîche, d'un teint vermeil, et paroissant jouir d'une belle santé, éprouva un mal de gorge, auquel on fit d'abord peu d'attention ; elle en étoit aussi très-peu incommodée. Cependant l'opiniâtreté de ce mal, qui avoit résisté à tous les remèdes ordinaires, la détermina à me consulter. J'examinai attentivement sa bouche, et je découvris un gonflement sous les apophyses palatines des os maxillaires, peu saillant, mais cependant bien apparent à la vue. Il étoit de figure ovale, et couvert d'une membrane de couleur violette, inégale, très-dure, et un peu douloureuse ; la malade y ressentoit aussi des douleurs, quelquefois sans y toucher. Des boissons émollientes, des bains, des gargarismes, un vésicatoire au bras, que je prescrivis, ne produisirent aucun changement heureux dans le mal ; le

gonflement du palais augmentoit, et la bouche se couvroit d'aphtes, qui paroissoient
et disparoissoient quelquefois rapidement,
et d'autres fois, duroient long-temps.

Cette tenacité dans le mal me détermina
à demander une consultation. *Dufouard* et
Louis furent appelés. La malade n'avoit
aucun signe de maladie vénérienne; et son
mari, très-âgé à la vérité, et avec lequel
l'habitation pouvoit être regardée comme
nulle, jouissoit de la meilleure santé. Après
avoir exposé aux consultans que la malade
avoit fait un long usage des remèdes adoucissans, humectans, rafraîchissans, et de
quelques dépuratifs, tels que les sucs des
plantes chicoracées, et encore du vésicatoire au bras, je leur dis que, d'après le
danger dans lequel elle se trouvoit, si
elle ne prenoit promptement un remède
efficace, j'étois d'avis, vu d'ailleurs le peu
d'effet du traitement antécédent, de la faire
passer par les grands remèdes, en même
temps qu'elle feroit usage, en gargarisme,
du rob, de *Laffecteur*; je leur citai des
exemples heureux de ce traitement. Les
consultans furent de mon avis; mais la
malade, et le mari encore plus, firent bien

(59)

de difficultés pour s'y rendre : cependant
le traitement proposé fut adopté, et régulièrement suivi. Je remis la malade entre les mains du citoyen *Pierre Portal*,
alors mon prévôt d'anatomie au Jardin
des Plantes et au Collége de France,
aujourd'hui médecin - praticien à Castel-
nau - Montmirail , district de Gaillac,
département du Tarn. Il dirigea et conduisit le traitement avec un tel succès, en
combinant les frictions mercurielles avec
l'usage du rob de Laffecteur, que la malade, après avoir reçu, en frictions d'un gros
à un gros et demi tout au plus, trois onces
d'onguent mercuriel par moitié, et après
avoir employé en gargarismes , et avoir
avalé trois bouteilles du rob de Laffecteur,
fut radicalement guérie de son mal de
gorge ; ses couleurs naturelles et son embonpoint lui revinrent : elle a depuis joui
de la meilleure santé.

Je passe sous silence plusieurs autres
exemples de ce genre que la pratique m'a
fournis.

OBSERVATION (L).

Les citoyens *Gaulard* et *Faguier* m'ont

fait voir à Bicêtre, en 1780, un homme dont le sternum gonflé, inégal en divers endroits, étoit aussi mou qu'un cartilage, dans sa totalité. Cet homme étoit atteint de divers symptômes vénériens les plus caractéristiques ; il fut traité par les frictions mercurielles, et guérit radicalement : le sternum reprit sa solidité à-peu-près naturelle. Le citoyen *Faguier* m'a dit alors avoir vu plusieurs cas semblables de ramollissement des os, qui avoient été aussi efficacement traités par les mêmes moyens ; mais sans doute qu'alors le remède avoit été promptement administré, ou que le vice vénérien, n'ayant pas assez d'activité, avoit borné ses effets, du moins pendant quelque temps, au seul ramollissement des os ; car ordinairement la carie ne manque pas de survenir promptement à ce ramollissement.

REMARQUES.

On voit, d'après les observations que nous avons rapportées, que le vice vénérien peut indistinctement affecter tous les os, mais qu'il agit plus souvent sur ceux qui sont spongieux, que sur les autres ; et peut-être encore plutôt sur ceux du nez et de la bouche, que sur ceux du tronc. Les auteurs, tant anciens (1) que modernes, ont rapporté tant d'exemples de ce genre, qu'il est superflu d'en citer d'autres ; les hôpitaux d'ailleurs en sont pleins : mais on n'a pas assez remarqué que le vice vénérien pouvoit ramollir les os sans les carier, (observations i, ii, iv, observ. D, F, I, K); du moins que ce ramollissement a souvent existé long-temps avant la carie, laquelle est aussi survenue quelquefois à des os, qui, au lieu de se ramollir, s'étoient durcis, et étoient devenus très - cassans (2); et comme ces altérations des os peuvent être la suite l'une de l'autre, avec plus ou moins de rapidité, elles peuvent aussi survenir indépendamment, comme les observations l'ont si souvent prouvé.

Les os ayant perdu leur solidité naturelle, il doit facilement en résulter la difformité du membre dans lequel ils sont situés, soit que le ramollissement soit

____

(1) 1497, *Alexander Benedictus, Veronensis anatomicus*, lib. I, cap. I.

(2) *Voyez* les Observations de Morgagni, lib. IV, epist. LVIII.

général à tous, soit qu'il soit partiel dans quelqu'un d'eux seulement, ou même dans une seule de leurs parties (1). Les os ramollis ne se gonflent pas toujours, ni les os endurcis ne perdent pas toujours de leur volume. Il est question, dans l'observation (IV), d'un ramollissement des os du carpe, avec diminution de leur volume, et, dans l'observation (V), d'un ramollissement avec augmentation, ce qui est bien plus fréquent, ou même ordinaire; souvent, dans les mêmes tumeurs des os, il y a des portions de substance très-ramollies, et d'autres qui sont très-durcies; on en lit un exemple dans l'observation (IV), et on en trouve une infinité d'autres dans les ouvrages de *Morgagni*, de *Lieutaud*, dans les mémoires des académies, et dans les journaux. La déformation des vertèbres, relativement à leur partie osseuse et relativement à leurs cartilages, confirmée par les observations précédentes, doit nécessairement opérer le renversement de l'épine, qu'elle ait lieu dans plusieurs ver-

---

(1) *Morgagni*, ibid. *Acta erudit.* 1731, sur un ramollissement d'un os des isles droit.

tèbres à la fois, ou dans quelqu'une d'elles seulement. La nature a donné à cette partie du corps, qui n'est qu'une espèce de crâne prolongé, des courbures ; elles ne sont régulières que par une conformation déterminée des vingt-quatre vertèbres qui la composent, ainsi que de celle de l'os sacrum qui la soutient. S'il survient que l'une d'elles seulement vienne à perdre tant soit peu de cette conformation naturelle, s'il arrive que les cartilages intermédiaires à chacune d'elles viennent à augmenter ou à diminuer de volume, si ceux-ci sont seulement plus ou moins flexibles d'un côté que de l'autre, s'il arrive que l'humeur glutineuse, contenue dans le centre du cartilage et dans les interstices de ses diverses plaques concentriques, soit moins coulante dans telle partie de ce coussin ligamento-cartilagineux que dans telle autre ; il faut, de toute nécessité, que la colonne vertébrale change de direction, et qu'elle se dévie tantôt en avant, tantôt en arrière, quelquefois sur le côté droit, et d'autres fois sur le côté gauche, ou encore qu'elle se contourne.

De même, si l'un des os de la tête ou des extrémités vient à prendre plus ou moins d'accroissement, soit avec excès , soit avec diminution de consistance , que son volume ait changé , cela suffit pour que la partie, à la formation de laquelle elle concourt, prenne une figure vicieuse. Il y a aussi difformité si quelques os ne prennent pas un accroissement proportionnel aux autres, tant dans la figure que dans la direction des membres. Combien ne voit-on pas, en effet, de têtes mal conformées par la différence de grandeur des pariétaux, soit que l'un soit plus grand qu'il ne doit être naturellement, soit que l'autre n'ait pas acquis le volume qu'il devoit avoir? Que de différences n'y a-t-il pas entre les os de la face et ceux du crâne, par l'avancement ou par le retard de leur développement entre eux, et par l'inégalité de leur accroissement? L'ossification des os de la face doit se faire plus tard, suivant les loix que la nature s'est prescrites , elle ne s'en écarte que lorsqu'elle y est forcée par quelque cause morbifique. Dans les fœtus, les os de l'épine se développent plus tôt et davantage, relativement à l'accroissement qu'ils doivent prendre , que ceux des extrémités,

dont

dont l'accroissement est beaucoup plus lent ; mais les os des extrémités supérieures prennent un accroissement bien plus prompt que ceux des inférieures.

Ce n'est qu'après la naissance que ceux-ci prennent un accroissement rapide ; de sorte que la nature accélère et retarde à son gré, ou plutôt selon nos besoins, la nutrition et l'accroissement des os. Ce n'est que vers l'âge de quinze à dix-huit ans, et quelquefois plus tard encore, que l'accroissement des vertèbres est terminé. Ce développement long-temps ralenti, ou plus ou moins suspendu, se fait ensuite quelquefois si vîte, que des individus, qui avoient le tronc très-court relativement à leurs extrémités, prennent un accroissement rapide, et deviennent très-grands, de très-petits qu'ils paroissoient devoir être.

Les os de la poitrine ne se développent pas non plus en même temps que ceux du bassin ; ceux-ci sont bien petits dans le fœtus, relativement à ce qu'ils doivent être : aussi la cavité qu'ils forment a-t-elle très-peu de capacité, tandis que la poitrine est très-ample. Mais, après la naissance,

E

les os du bassin prennent un accroissement ultérieur et célere , pour être suspendu encore jusqu'à l'âge de puberté , où ces os éprouvent un nouveau développement, sur-tout chez les filles , et de telle manière, que la capacité du bassin devient plus ample que celle de la poitrine, ce qui n'a pas lieu chez les hommes, dont la poitrine est toujours, relativement à celle de la femme, plus grande que celle du bassin.

Un dérangement dans l'ordre successif de ces développemens occasionne des disproportions , des inflexions , des déviations dans le tronc, comme dans ceux des autres parties ; la tête ne correspond plus au reste du corps, par son volume, ni par sa forme ; l'épine n'est plus en rapport avec les extrémités, par sa longueur, par sa grosseur, par sa direction ; les extrémités supérieures n'ont plus les proportions requises avec le tronc, ni avec les extrémités inférieures ; et souvent l'une d'elles ne correspond pas avec la collatérale.

Il en résulte que quelques - uns ont la tête trop petite , relativement au reste de leur corps , et que d'autres l'ont trop grosse , comme étoit cet évêque de Lincoln , surnommé *Grosse-Tête* ; que certains ont une poitrine très-ample, capable de contenir librement les viscères qui y sont logés ; et que d'autres ont la poitrine si rétrécie, qu'ils périssent phthisiques par cette seule cause ; que certains ont une extrémité , soit supérieure , soit inférieure, plus longue ou plus courte qu'il ne faut ; tel étoit, sans doute, Robert, duc de Normandie , surnommé *Courte-Cuisse* ; il en résulte aussi que la main est quelquefois beaucoup plus ample qu'il ne faut , comme elle étoit dans cet Artaxerxès , appellé par cette raison *Longue - Main*.

Très-souvent ce sont les os des avant-bras et des jambes qui ne correspondent pas, par leur longueur, à ceux de l'humerus et du fémur. J'ai remarqué beaucoup d'exemples de cette irrégularité ; tantôt l'humerus , ayant sa longueur requise, est articulé avec un avant-bras fort court ; et quelquefois, cela est plus rare, l'avant - bras est beaucoup plus long qu'il ne convient. Mais ce qu'il y a de singulier, c'est que dans la plupart des sujets qui ont de pareilles difformités dans les extrémités supérieures, elles sont les mêmes dans les extrémités inférieures.

Cette irrégularité dans le développement des os se propage quelquefois dans les familles ; il semble que la nature s'habitue, pour ainsi dire, dans ses propres défauts. On sait que les individus de la famille dont saint Charles Borromée étoit issu avoient le nez fort long et aquilin. On sait qu'il y a des familles avec des épaules larges, quarrées, des mains amples, ou, ainsi qu'on le dit, comme des épaules de mouton. On sait que d'autres sujets ont des pieds énormes ; que certains ont la poitrine si rétrécie, que la plupart meurent phthisiques. Et enfin n'a-t-on pas vu des pères *sex digitaires*, qui ont transmis à leurs enfans leur vice de conformation ?

Les altérations morbifiques des os, jusqu'aux exostoses, ont quelquefois de pareils rapports. (*Voyez* l'observation iv.) Les courbures de l'humerus correspondent souvent à celles du fémur, celles du coude à celles du genou, celles du cubitus à celles du tibia. Les observations ci-dessus en offrent des exemples.

Mais ce qu'il nous importe le plus de

faire remarquer , c'est qu'elles prouvent que le vice vénérien est une cause très-fréquente du rachitisme ; (*Voyez* les observations I , II , IV , et le A , B , C , D , E , F.) et que dans ces cas , les sujets qui en ont été atteints , portant en eux des marques non équivoques de vérole , il n'a pu y avoir de difficultés pour en reconnoître la véritable cause ; mais dans les cas où il n'y avait aucune marque extérieure du mal , comme chez les femmes (observations E , F) , comme dans l'homme dont il a été question (observation I) ; et enfin , comme dans les enfans qu'on a guéris , malgré cela , avec les préparations mercurielles : il faut avouer qu'il est nécessaire d'être appuyé par le résultat de bonnes observations , pour admettre un tel point de doctrine. *Voyez* celles rapportées (A , B , C , D , E , F), où il est question de plusieurs enfans guéris par les préparations mercurielles , données sous la forme de sirop , comme celui de *Cuisinier,* de *Bellet,* ou par le sirop anti-scorbutique composé (1).

____

(1) C'est une réunion du sirop anti-scorbutique avec le sirop mercuriel , à laquelle on a ajouté la

Lorsque les enfans tetoient encore, on s'est borné à traiter leurs nourrices (ob-

---

décoction de garance, de gentiane, et de houblon.

J'ai, pendant long-temps, ordonné de prendre chez l'apothicaire les deux sirops séparément, et je prescrivois, pour les enfans, une cuillerée à bouche, tous les matins, du sirop anti-scorbutique, et une cuillerée à café de sirop mercuriel de *Bellet*, ou autre sirop mercuriel, en plus ou moins grande quantité, selon que je le croyois plus ou moins fort. Ces deux sirops, mêlés ensemble, étoient pris dans deux ou trois fois autant d'eau, une ou deux fois le jour ; la dose étoit du double pour les adultes, une seule fois ou deux fois : mais comme il y avoit quelquefois des variations dans l'administration, j'ai terminé par faire réunir les deux sirops en un seul. Les sirops anti-scorbutique et mercuriel préparés, il faut les réunir ensemble, de manière que, le mélange étant fait, il y ait dans la bouteille autant d'onces de sirop anti-scorbutique que de gros de sirop mercuriel.

Le sirop anti-scorbutique qu'on a employé, a été à peu près fait selon le *codex* de Paris, avec addition de la décoction des plantes amères ; et le tout a été cuit et mêlé avec suffisante quantité de sucre. Le sirop mercuriel est préparé de la manière suivante.

On fait dissoudre quatre gros de mercure crû dans une once d'acide nitreux, pur, exempt d'acide étranger ; la dissolution faite, on ajoute huit onces d'esprit-de-vin rectifié ; on fait digérer ce mélange dans un matras à une douce chaleur au bain de sable, ou au soleil pendant un servations c, d), tantôt par des remèdes qu'elles ont pris intérieurement, et tantôt par le traitement externe des frictions (observations b, c, e). Deux bouteilles de sirop de *Cuisinier* ont ordinairement suffi pour ce traitement ; il en a à - peu - près fallu trois de sirop de *Bellet*, ainsi que du sirop anti-scorbutique mercuriel.

Dans l'administration de cette sorte de préparations mercurielles, il faut toujours prendre garde de n'occasionner aucune irritation des voies alimentaires ; on doit en diminuer ou en éloigner les doses, s'il survient des coliques ou des tranchées, surtout si les plus légères apparences de sa-

---

ou deux jours ; on y verse ensuite une livre de sucre, dissoute dans suffisante quantité d'eau, qu'on fait évaporer à un feu doux jusqu'à consistance de sirop.

Le sirop anti-scorbutique mercuriel, ainsi préparé, a été ordinairement employé pour les enfans ; mais ceux qui étoient plus âgés, & qui étoient atteints d'un rachitisme vénérien, ont pris pour la plupart le sirop anti-scorbutique ci-dessus, avec addition immédiate de sublimé-corrosif, dissous dans une certaine quantité d'esprit - de - vin avant le mélange. On chargeoit le sirop anti - scorbutique d'une quantité plus ou moins grande de sublimé, selon qu'on le croyoit convenable à l'âge, à la force du malade, et à l'intensité du mal.

E 4

livation ont lieu. Ce traitement doit toujours être administré lentement, et il est
difficile d'en fixer la durée.

Avant que le mercure parvienne dans
les os affectés de ramollissement, ne faut-il
pas un plus long espace de temps que lorsqu'il doit être porté dans d'autres parties ?
Le mercure peut-il agir efficacement sur
elles, avant que la masse des humeurs en
soit entièrement saturée ? N'est-ce pas alors
seulement qu'il prend une vertu curative ?
Et n'est-ce pas la raison pourquoi on ga-
gne plus à prolonger le traitement qu'à
l'accélérer ?

L'intensité du mal m'a quelquefois dé-
terminé à rapprocher les frictions, ou à
les donner à plus forte dose ; mais je
crois que si cette précipitation a jamais
été utile, elle a été bien plus souvent
nuisible. Je dirai, en passant, que j'ai fréquemment remarqué, dans les personnes
qui avoient reçu du mercure en friction,
un surcroît de mouvement dans le pouls,
qui commençoit, deux ou trois heures après
la friction, par un léger refroidissement,
et qui terminoit par une moiteur plus ou
moins grande et plus ou moins vive, selon

la dose du mercure ainsi administré, et aussi selon la disposition particulière des malades, relative à la pléthore de leurs vaisseaux et à la sensibilité des nerfs. Cette fièvre factice étoit accompagnée d'une pesanteur de tête, avec une sensation extérieure d'un froid fugace, comme, disoient les malades, si l'air de l'atmosphère, changeant tout-à coup de température, se refroidissoit considérablement, et à plusieurs reprises plus ou moins rapprochées. Les effets du mercure sont alors des espèces d'accès fébriles, qui terminent par la salivation, mais dans quelques personnes, bien plus facilement que dans d'autres ; ne doit-on pas les considérer comme le vrai moyen curatif de la vérole ? Quoi qu'il en soit, le mercure produit la fonte des concrétions les plus dures, dans les chairs en général, et dans les os en particulier. Les exostoses disparoissent quelquefois par une espèce de résolution, tandis que les os qui sont trop mous, acquièrent de la consistance (observations D, E), et que ceux qui étoient vicieusement courbés, se redressent (observations A, B, C, D).

ARTICLE SECOND.

Rachitisme Scrophuleux.

OUVERTURES DES CORPS.

OBSERVATION PREMIÉRE.

EN 1770, on porta dans mon amphithéâtre particulier, rue du Cimetière-Saint-André-des-Arcs, le cadavre d'un garçon de quatorze à quinze ans, dont la taille étoit très-contournée ; les extrémités des os longs étoient fort grosses ; il avoit au cou des tumeurs scrophuleuses considérables ; le bas-ventre étoit gonflé, dur, et inégalement sur-tout dans la région ombilicaire ; sa maigreur étoit extrême.

Ce cadavre servit à la dissection de la myologie, pour deux élèves, sous l'inspection de *Marchand*, mon prévôt. Ils remarquèrent, et je vis aussi avec eux, que les os maxillaires supérieurs de ce sujet, ainsi que la mâchoire inférieure, étoient très-ramollis, sur-tout dans leurs bords alvéolaires ; ils étoient imbibés d'une li-

queur rougeâtre comme du sang; plusieurs
autres os, ceux du carpe, les extrémités de
l'humerus et du cubitus, formant le coude,
et celles du fémur et du tibia, formant les
genoux, quelques vertèbres, le sternum,
étoient si mous, qu'on les coupoit avec le
scalpel aussi facilement qu'un cartilage; les
corps ligamento-cartilagineux des vertèbres
avoient même plus de consistance que le
corps de deux vertèbres dorsales, à l'exception de leurs bords; la colonne vertébrale, très-courbée, formoit dans la poitrine une concavité angulaire, et en dehors, dans l'endroit correspondant à cette
concavité, une saillie pointue; c'étoit l'a-
pophyse épineuse de la septième vertèbre
qui étoit ainsi prominente. Le corps de la
septième vertèbre étoit tellement détruit,
qu'il n'en restoit en avant qu'une lame osseuse très-mince, de la hauteur de cinq à six
lignes, de manière que les vertèbres, six et
huit, se touchoient presque par les cartilages qui les réunissoient à cette septième vertèbre; ils avoient leur structure naturelle.
Les corps des vertèbres quatre, cinq, six, et
ceux de la huitième, neuvième et dixième
vertèbre, étoient plus ou moins détruits,

à proportion qu'ils s'approchoient de celui de la septième vertèbre. Les trous de conjugaison des vertèbres étoient plus gros dans le côté convexe, et plus petits dans le côté concave, mais pas à un tel point, que les nerfs qui y passoient y fussent comprimés en aucune manière. Le canal vertébral, en cet endroit, étoit ployé, sans être sensiblement rétréci ; et il y avoit dans sa cavité beaucoup d'eau rougeâtre : la moelle épinière en étoit imbibée, et elle étoit d'une texture aussi molle que si elle eût été en putréfaction ; elle avoit beaucoup plus de consistance supérieurement. Les glandes lymphatiques du cou, situées vers les apophyses transverses des premières vertèbres cervicales, étoient très-gonflées ; leur volume égaloit celui d'une noix ordinaire ; celle du côté droit étoit même plus grosse : il y en avoit encore deux plus bas, et sur le cou, de la grosseur d'une noisette. Le poumon contenoit de pareilles concrétions ; les glandes du mésentère étoient très-obstruées, et pleines d'une humeur stéatomateuse, tantôt molle comme du miel, tantôt dure comme du blanc d'œuf cuit, quelquefois roussâtre, et d'autres fois grisâtre.

Cette variété de matières s'observoit, non-seulement dans les différentes glandes, mais dans la même, tandis que d'autres étoient pleines d'une humeur concrète assez homogène; la glande synoviale, ou innominée, de la cavité cotyloïde droite, étoit gonflée, et remplissoit une portion de la cavité articulaire du fémur, qui en étoit poussé au dehors. La substance du cerveau étoit ferme, compacte, quoique les ventricules de ce viscère fussent pleins d'eau, et qu'il y eût de l'eau épanchée entre la membrane et la dure-mère, et même entre la membrane arachnoïde et la pie-mère. Cette eau étoit blanchâtre, et contenoit quelques concrétions filamenteuses; il y avoit aussi de l'eau d'une même nature épanchée dans la poitrine, dans le bas-ventre. La consistance du poumon, plein de concrétions stéatomateuses, étoit ferme et compacte; celle du foie l'étoit aussi beaucoup, mais non pas uniformément. Le lobe horizontal, ou épigastrique, étoit réduit en une substance blanchâtre, et de la consistance du suif. La rate étoit dans son état naturel, ainsi que les autres viscères du bas-ventre.

OBSERVATION II.

D'autres cadavres d'enfans, très-jeunes et d'autres plus âgés, que j'ai ouverts, ou à l'ouverture desquels j'ai assisté, m'ont prouvé que les altérations des os, chez les rachitiques, étoient fréquemment jointes à celle des glandes lymphatiques, ou que le vice rachitique et le vice scrophuleux étoient fréquemment réunis ensemble; et par l'histoire de la maladie, dont j'ai acquis la connoissance quand je l'ai pu, je me suis convaincu que le vice scrophuleux s'annonçoit ordinairement avant le vice rachitique.

L'enfant d'un bijoutier de la place Dauphine m'a cependant fourni un exemple du contraire. On l'apporta de nourrice, de près de Compiègne, avec un gonflement dans les os du poignet, une courbure des tibia, et un renversement des pieds, tel que le droit étoit tourné en dehors, et que le gauche l'étoit en dedans, de manière que la pointe de celui-ci se portoit derrière le talon de l'autre.

L'enfant n'étoit pas maigre; il avoit ses chairs fermes, même plus que de coutume; son cou étoit légèrement enflé au-dessous de la mâchoire inférieure, du côté droit, sous l'angle de l'os maxillaire inférieur, plus que du côté gauche; le visage étoit pâle, et il avoit ses lèvres très-grosses et blanchâtres; le ventre étoit prominent, un peu dur : âgé de vingt-deux mois, il n'avoit encore que les deux incisives inférieures, et la canine supérieure gauche, qui commençoit à paroître. Je conseillai l'usage des anti-scorbutiques, mêlés avec les mercuriaux; mais ce traitement, d'après l'avis d'un autre médecin, ne fut pas suivi. L'enfant prit divers remèdes; les extrémités des clavicules se gonflèrent; l'épine commença à se courber. On lui fit prendre de la décoction de garance avec du sucre, sous la forme de sirop; mais cet enfant put à peine en avaler. Les glandes du cou s'enflèrent, se durcirent sensiblement; la peau qui les revêt rougit, et s'ouvrit par divers trous, qui fournirent une suppuration blanchâtre, filamenteuse; les lèvres, sur-tout l'inférieure, grossirent; les glandes des aisselles s'enflèrent et s'engorgèrent; le ventre se tuméfia et se durcit de plus en plus; enfin les symptômes du vice écrouelleux se trouvèrent réunis au rachi-

tisme le plus complet : la fièvre lente survint, il y avoit un commencement de dévoiement lorsqu'on m'appela pour la seconde fois. L'état de cet enfant m'ayant
paru désespéré, je me bornai à lui prescrire quelques remèdes prophylactiques ;
il périt quatre jours après. -

J'en fis faire l'ouverture avec d'autant
plus de facilité , que sa mère étant ac-
couchée d'un autre enfant il y avoit peu
de mois , elle la crut utile pour sa con-
servation. Les os étoient altérés en divers
endroits ; les vertèbres dorsales étoient
gonflées et ramollies inégalement; la quatrième étoit beaucoup plus grosse que la
cinquième , et celle-ci que la sixième ; leur
texture étoit ramollie ; la substance cellulaire des corps contenoit une liqueur roussâtre ; les cinquième et sixième vertèbres
avoient leurs corps plus petits, et leur substance sensiblement moins compacte que
celle des vertèbres supérieures et inférieures ; les extrémités des côtes, les os du carpe
droit, étoient aussi très-gonflés, et pleins
d'une humeur sanguinolente; mais les os du
bras étoient, dans leur milieu , très-grêles et
courbés, sur-tout le droit ; leur substance

en

en cet endroit, au lieu d'être ramollie, étoit très-dure et très-cassante; les os du tibia étoient inégalement gonflés, et ramollis à leurs extrémités, mais durs et cassans à leurs corps, comme ceux des vieillards. La cavité du crâne paroissoit un peu plus ample que de coutume, d'une figure irrégulière, la suture sagittale étant placée, non longitudinalement, sur la voûte du crâne, et la divisant en deux parties égales, comme cela a lieu ordinairement, mais dans une direction très-oblique. Le coronal étoit plus convexe du côté droit, antérieurement, où la bosse frontale étoit très-saillante, que du côté gauche, où cette bosse étoit peu apparente; ce qui faisoit que le front étoit de travers : l'occipital étoit incliné et courbé dans un sens à-peu-près contraire; l'os pariétal du côté droit étoit beaucoup plus convexe que celui du côté gauche; et ses bords étant plus rapprochés, cet os paroissoit avoir moins d'étendue que l'os pariétal gauche, quoiqu'ils fussent à-peu-près égaux en superficie. Les os de la calotte du crâne étoient plus amples et plus mous; mais ceux de la base avoient acquis leur solidité ordinaire, et paroissoient dans

F

dans l'état le plus régulier. Quant aux os maxillaires supérieurs, ils étoient encore retardés dans leur développement ; ce qui faisoit que l'enfant avoit la face encore plus courte qu'elle ne l'est au même âge. Il y avoit dans le crâne, entre la dure-mère et la membrane arachnoïde, de l'eau épanchée, rougeâtre, en assez grande quantité ; les ventricules du cerveau en contenoient aussi ; et la substance de ce viscère en étoit imbibée ; excepté la portion connue ordinairement sous le nom de lobe moyen droit, qui étoit dure et blanche comme du plâtre, sur-tout la partie médullaire ; car la substance corticale, dans cette partie, avoit sa consistance ordinaire, mais paroissoit plus rouge qu'ailleurs. Je fis ouvrir le canal vertébral, pour examiner la moelle épinière ; il y avoit beaucoup d'eau entre la dure-mère et la membrane arachnoïde ; il y en avoit aussi dans la partie supérieure de la moelle épinière elle-même, dans un canal du diamètre d'un stylet de médiocre grosseur, qui se prolongeoit visiblement en descendant jusques vers la quatrième vertèbre cervicale : ce petit canal de la moelle épinière, dont j'ai déjà parlé dans les *Mém.*

de l'Acad. ann. 1767, communiquoit avec le quatrième ventricule du cerveau. Le poumon étoit blanchâtre, et presque partout plus compacte qu'il ne l'est ordinairement ; le lobe droit étoit raccorni, et dur comme du cuir brûlé ; les autres lobes du poumon, tant du côté droit que du côté gauche, renfermoient des concrétions stéatomateuses ; il y avoit de l'eau épanchée dans le poumon et dans le péricarde ; les viscères du bas - ventre avoient aussi des marques du vice écrouelleux ; le mésentère étoit plein de concrétions stéatomateuses, d'inégale grosseur ; en quelques endroits, les glandes étoient seulement engorgées de l'humeur scrophuleuse, et en d'autres, ces concrétions étoient placées entre les lames du mésentère ; elles avoient la consistance et couleur du suif en quelques endroits ; en d'autres, elles étoient aussi dures que du plâtre ; le foie étoit d'une couleur cendrée, plus ferme et plus petit qu'il n'est à cet âge ; les muscles du corps étoient, pour la plupart, décolorés et compactes comme du lard durci ; enfin, on peut dire que, dans le cadavre de cet enfant, se trouvoient réunies lesaltérations du rachitisme le plus

décidé, à celles de l'affection scrophuleuse
la mieux confirmée.

OBSERVATION III.

Parmi les enfans du citoyen Bellanger,
ancien conseiller d'état, dont plusieurs sont
morts de la phthisie pulmonaire, et dont
il a été fait mention dans le traité que j'ai
publié sur cette maladie, il y en a eu un,
âgé de six à sept ans, dont l'épine s'étoit
courbée long-temps avant d'éprouver les
premiers symptômes de la phthisie; les extrémités des côtes et les os du carpe s'é-
toient extraordinairement tuméfiés et ramollis. Dans d'autres enfans, que j'ai aussi
vus, et qui étoient atteints de la phthisie
scrophuleuse de la manière la moins équivoque, la taille s'est renversée ; accident
que j'ai encore vu survenir dans un jeune
homme d'environ vingt ans, chez Du-
bois, doctrinaire, mon compatriote, dont
l'épine et la poitrine étoient bien conformées : il fut atteint de la phthisie pulmonaire ; et, à proportion que la maladie faisoit des progrès, on voyoit sa taille se cam-
brer ; elle fut horriblement contournée
avant qu'il mourût. Un autre sujet, mort

phthisique, avec des tumeurs scrophuleuses
au cou et aux aisselles, a été disséqué dans
mon amphithéâtre du collége de France,
en 1775 ; il avoit les corps des vertèbres
dorsales très-ramollis, et sur-tout ceux des
sixième, septième et huitième, qui avoient
considérablement perdu de leur volume ; la
plupart de ses muscles étoient décolorés,
jaunâtres comme du lard desséché : mais
dans d'autres sujets, rachitiques par vice
scrophuleux, les os ont été trouvés contournés, plus durs et plus cassans que
dans l'état naturel.

OBSERVATION IV.

La maladie du dernier dauphin a fait
trop de bruit, pour que nous n'en parlions
pas ici, cet enfant étant mort des derniers
effets du rachitisme. Il avoit d'abord joui
d'une santé médiocre, cependant assez
bonne pour qu'il eût franchi le temps de
la dentition sans de grands orages ; il fut
inoculé avec succès, sans avoir beaucoup
de boutons ; il continua de jouir, pendant
quelque temps, de sa santé ordinaire. Plus
d'un an après, il maigrit, s'affoiblit, et
parut mal porter son corps ; l'épine se

F 3

courba, et la portion dorsale moyenne des vertèbres fit une saillie en arrière, assez considérable, tandis que la colonne vertébrale, dans sa portion lombaire, étoit très-inclinée vers le bas-ventre : on la sentoit au tact, à travers les viscères renfermés dans cette cavité ; il y avoit très peu de dérangement dans les épaules. On avoit déjà prescrit un traitement à cet enfant ; exutoires, sirop anti - scorbutique, bains, divers exercices, choix des alimens, visité plusieurs fois le jour par différens médecins et chirurgiens, et surveillé encore continuellement par un chirurgien ordinaire. Cependant le mal augmentoit ; l'enfant dépérissoit de plus en plus, et l'épine continuoit à se renverser : il fallut une consultation. Je fus appelé avec *Sabatier*, *Vic - d'Azir*, *Desault* : on joignit à cette consultation *Bourdet*, dentiste, et tous les médecins et chirurgiens de la cour ; ainsi la consultation fut très-nombreuse. L'enfant étoit alors dans un grand dépérissement et dans une disposition fébrile. On conseilla les anti - scorbutiques, le quinquina, les exutoires, les bains, le changement d'air, le régime. On fit usage du sirop mercuriel de *Bellet*, que je pro-

posai, mais trop tard ; je ne le dissimulai
pas ; et je dis que l'enfant étoit menacé
d'une carie aux corps des vertèbres, si déjà
il n'y en avoit un commencement : l'enfant
n'en fit usage qu'environ un mois, à Meu-
don, dans le printemps de 1789. On voulut une seconde consultation ; je m'y ren-
dis avec mes premiers collègues. L'enfant
ne me parut pas plus mal : on proposa des
exutoires locaux, plus puissans, un moxa,
un séton, un ou deux cautères sur la colonne vertébrale ; mais je fis remarquer que
la fièvre lente qui existoit déjà, l'extrême
irritation de l'enfant, le travail de la dentition dans lequel il étoit, et de plus encore l'état confirmé de l'altération des vertèbres, me faisoient regarder ce remède,
non-seulement comme inutile, mais encore
comme dangereux. Le résultat de la consultation fut de continuer encore le traitement qu'on suivoit. Cependant le docteur
Petit, consulté le lendemain, voulut qu'on
mît deux cautères sur le dos de cet enfant ;
mais ce remède, au moins trop tardif, qui
eût pu réussir aux premières annonces de
la maladie, avant que les os de l'épine
eussent été affectés, toujours soutenu de

ι usage intérieur des anti - scorbutiques,
combinés avec les mercuriaux , fut sans
succès. L'enfant souffrit horriblement, maigrit de plus en plus ; le dévoiement survint, avec des insomnies et des mouvemens
convulsifs fréquens : il périt, après tant de
souffrances , au commencement de la révolution. On ouvrit son corps, et on trouva
les vertèbres dorsales moyennes entièrement cariées dans leurs corps (1), comme
je l'ai vu par la lecture du procès - verbal,
n'ayant pas été appelé à l'ouverture du
corps.

____

(1) Je pourrois rapporter plusieurs observations,
dont le résultat a été également fâcheux ; celle de
l'enfant Rochechouart, celle du fils d'un ouvrier im-
primeur, dont les deux dernières vertèbres dorsales et
la première vertèbre lombaire étoient rongées dans leurs
corps, de manière qu'en quelques endroits la membrane
qui revêt la moelle épinière étoit à nu; mais la moelle-
épinière paroissoit dans son intégrité : observation qui
rappelle celle de *Fabri de Hildan*, Cent. v, Observ.
chirurg. LVI.

Ce célèbre chirurgien dit que, quoique les vertèbres
fussent cariées, la moelle-épinière étoit saine ; ce qui a
été observé en effet plusieurs fois : la maladie n'est alors
que dans les os.

TRAITEMENS HEUREUX.

OBSERVATION (A).

Lady Lauth, atteinte d'un engorgement des glandes du cou, des aisselles, des aines, et dont le ventre étoit, aussi, dur et gonflé, d'ailleurs d'une constitution forte, tant par rapport à la charpente osseuse qu'à ses muscles, éprouva, vers l'âge de douze ans, parmi divers symptômes occasionnés par le vice scrophuleux, une déviation de la colonne vertébrale, qui ne fit pas d'abord de progrès remarquables; mais vers la quatorzième année, au moment où la jeune personne paroissoit disposée à être réglée, l'épine se renversa bien davantage; les épaules n'étoient plus de la même hauteur. Ce ne fut pas pour le dérangement de la taille qu'on me consulta, mais pour l'affection scrophuleuse dont elle étoit atteinte. Je lui conseillai l'usage des anti-scorbutiques avec les mercuriaux, de prendre deux cuillerées à bouche, tous les matins, de sirop anti-scorbutique du *codex*, et une cuillerée à bouche de sirop de *Bellet*, un cautère au bras, et le voyage à Barèges. Je

défendis l'usage des corps à baleine, et je
conseillai les exercices doux et variés, les
alimens les moins-incrassans ; et, avec ce
traitement régulièrement suivi près de deux
ans à Barèges même, où la malade continuoit l'usage des sirops anti - scorbutique
et mercuriel, les engorgemens scrophuleux
se dissipèrent, l'épine se redressa, et les
épaules furent par là rétablies dans leur
situation naturelle.

OBSERVATION (B).

La jeune Fanni Coig**, l'une des plus
aimables personnes, tant par les graces
de son esprit, les charmes de sa figure,
que par la bonté de son caractère, eut,
pendant sa première jeunesse, des engorgemens dans les glandes du cou, mais
qui disparurent facilement plusieurs fois ;
elles furent plus opiniâtrément engorgées
l'hiver de 1788, époque à laquelle l'apparition des règles étoit annoncée par l'âge
et par les signes physiques ordinaires. Cependant les règles n'eurent pas lieu ; la
jeune personne maigrit ; son teint devint
jaune ; et sa taille, de svelte qu'elle étoit,
perdit sensiblement de sa rectitude natu-

relle. On attribua d'abord cette courbure de l'épine à la foiblesse des muscles du dos ; on fit changer les corps à baleine dont elle se servoit : l'épine continua de se plier ; les clavicules ne parurent plus égales , tant par leur position , que par la grosseur de leurs extrémités antérieures. Médecin de sa famille , je fus consulté ; j'assurai qu'il y avoit une déviation dans la taille ; qu'une épaule étoit un peu plus élevée que l'autre ; et comme je fus persuadé que ce commencement de difformité dépendoit plutôt d'une maladie , d'un vice dans la lymphe , que des corps et de la mauvaise situation dans laquelle on croyoit avoir tenu la jeune personne , je conseillai 1°. de faire ouvrir un cautère au bras ; 2°. de faire prendre à la jeune malade les anti-scorbutiques , combinés avec les mercuriaux , pendant plusieurs mois , en observant de lui donner , toutes les cinq à six semaines , un très - doux purgatif ; 3°. de la baigner souvent dans de l'eau presque froide ; 4°. de lui faire faire les exercices les plus variés , de la danse , des armes , du jeu de volant , de longues et fréquentes promenades ; 5°. j'interdis l'usage des corps ,

consentant seulement que, si elle en portoit, ils ne fussent qu'à demi - baleine, et
qu'ils pussent être retournés tous les jours;
6°. je voulus que la jeune malade portât
des souliers plats, sans talons; 7°. qu'elle
s'abstînt des laitages et autres alimens
incrassans, du moins habituellement ; je
conseillai de lui donner beaucoup de végétaux, et très-peu de viande.

Ce traitement fut commencé; mais un
accident qui survint manqua d'en faire dis-
continuer l'usage. La jeune malade éprouva de la douleur à la hanche droite, assez
profondément pour que j'en rapportasse le
siège dans la région de la cavité cotyloïde;
il y eut de la difficulté dans le marcher, et à
un tel point qu'on en fut effrayé, et qu'on
désira que je fisse une consultation avec
les habiles chirurgiens de Paris *Dufouard*, *Louis*, *Sabatier*, *Desault* : ils
craignirent une luxation consécutive du fémur. On soumit la malade au repos le plus
rigoureux pendant près de six semaines;
la douleur cessa. Cet accident n'eut aucune
suite ; le traitement commencé fut très-
long - temps continué : la taille, après
un an environ, s'étoit redressée ; les épau-

les étoient presqu'à la même hauteur.
L'enfant, au lieu de maigrir, comme il
paroît qu'elle eût dû le faire après un
long usage des apéritifs et des fondans,
s'étoit engraissée , avoit plus de force;
ses règles s'établirent, et furent régulières. On continua cependant long-temps
l'usage des remèdes ; les exercices furent
très-soignés, celui de la danse, des armes,
pendant l'hiver sur-tout; des bains presque
froids pendant toute l'année. La jeune malade se tenoit debout dans la baignoire,
dont la hauteur égaloit celle du bas des
épaules; une corde, attachée au plancher,
lui servoit pour se soulever à diverses reprises avec ses deux mains. Ce traitement
a eu le plus heureux effet; la taille s'est
parfaitement redressée et fortifiée , les
épaules se sont remises dans leur vraie
situation, et la plus belle et la meilleure
santé en a été la suite.

OBSERVATION (C).

La citoyenne Doyen, rue S. Denis, près
de l'Apport-Paris, conduisit chez moi,
l'hiver de 1794, un enfant, âgé de deux
ans, qu'on venoit de lui ramener de nour-

rice. Il avoit les jambes très - courbées ,
avec des nodosités dans les tibia ; les pieds
étoient tournés en dehors, de manière que
l'enfant marchoit sur ses bords internes ;
la malléole externe de la jambe droite étoit
considérablement gonflée , dure, et d'un
rouge violet ; la peau et le tissu cellulaire
qui la revêtent étoient très-gonflés, et l'extrémité inférieure du péroné étoit tuméfiée : tout annonçoit en cet endroit un dépôt scrophuleux, qui eut en effet lieu en
peu de jours , et qui dura long-temps. Les
os du poignet étoient très-gros, l'épine un
peu contournée, la poitrine rétrécie sur les
côtés, saillante et pointue en avant; les extrémités sternales des côtes étoient gonflées ; l'épaule droite étoit bien plus élevée
que la gauche. Cet enfant avoit les glandes
du cou très - gonflées , et dures; celles des
aisselles et des aines l'étoient aussi , mais
moins.

Je portai sur cet enfant le pronostic le plus
fâcheux, ne pouvant croire qu'un traitement intérieur pût être suffisant pour arrêter les progrès d'un pareil mal. Cependant
comme il vaut mieux, dans des cas déses-
pérés, faire des remèdes, dont l'effet fût

même incertain, que de n'en faire aucun, et qu'on ne peut s'éloigner de cette règle, qu'il faut toujours préférer les remèdes qui ont eu des succès, et qu'on a heureusement éprouvés, aux autres, je conseillai de pratiquer un cautère au bras de cet enfant, de lui faire prendre tous les matins une once de sirop anti-scorbutique, avec demi-once du sirop de *Bellet*, dans une demi-tasse de décoction de garance, et de recouvrir (c'est peut-être une idée singulière) les dépôts scrophuleux avec des plumasseaux imbibés de suc de cresson et de cochléaria, dans lesquels il y avoit un grain de sublimé corrosif, sur environ huit onces de ces sucs. On avoit encore le soin d'arroser les linges de temps en temps avec ce topique, pour les tenir mouillés. Ce traitement fut suivi environ deux mois sous les yeux du citoyen *Salmade*.

L'enfant me fut ramené : je trouvai la congestion scrophuleuse de la malléole externe droite diminuée de volume, et ouverte, fournissant encore un peu de pus blanchâtre et granuleux. On me montra quelques écailles osseuses, qui s'étoient détachées du péroné comme par une espèce d'exfoliation ; cependant le fond de cette plaie n'avoit pas un mauvais aspect. Je conseillai le même traitement, en recommandant cependant de donner à l'enfant un doux purgatif, et de le réitérer à-peu-près tous les mois. Je crus aussi, vu les bons effets des remèdes prescrits, que l'on pouvoit en augmenter la quantité : j'en prescrivis une seconde dose avant le souper, pareille à celle du matin, et, de plus, de lui faire prendre de temps en temps quelque bain, dont l'eau seroit à peine dégourdie. Ce traitement, continué pendant environ deux mois, sans que je visse le malade, fut suivi d'un dégorgement sensible des glandes du cou, des aisselles et des aines ; les gonflemens des os des jambes paroissoient diminués, et la tumeur de la malléole en meilleur état : enfin, pour abréger ce récit, je dirai que le traitement ayant été continué environ un an, et le même, à quelques modifications près des doses des remèdes, les gonflemens des os se sont dissipés ; les plaies se sont cicatrisées ; les glandes tuméfiées et ramollies, prêtes à fournir une mauvaise suppuration, ont perdu cet aspect morbifique ; l'épine

s'est

s'est sensiblement redressée ; les gonflemens des côtes ont disparu ; et les courbures des tibia et des péronés ont tellement
diminué, qu'il est probable qu'elles dispa-
roîtront complétement.

OBSERVATION (D).

Charles de Fitz - James étoit parvenu à
l'âge de quatorze à quinze ans avec une
assez bonne santé ; son corps s'étoit régulie-
rement développé, quoiqu'il fût plus gros,
relativement à sa hauteur, qu'il ne l'est
ordinairement à cet âge, sur-tout si on le
comparoit à son frère aîné, qui étoit fort
grêle, très-maigre, et dont les os des coudes et des genoux étoient très-gonflés : ce
qu'il n'est peut-être pas inutile d'observer
relativement à lui. Vers cet âge de quatorze ans, son accroissement parut se ralentir, époque cependant à laquelle il y a
ordinairement un surcroît de développement dans la taille ; ses épaules s'élargi-
rent ; son cou se raccourcit par une augmentation de courbure de l'arc cervical des
vertèbres ; la tête, renversée en arrière,
sembloit s'enfoncer entre les épaules, tandis que les vertèbres lombaires se déjetoient

G

tellement en avant, qu'elles formoient en arrière une augmentation de concavité, telle qu'il y avoit au dos, lorsque le malade étoit debout; un grand creux dans la région lombaire, entre l'os sacrum et la poitrine; les vertèbres dorsales au contraire, postérieurement vers leur milieu, formoient une grande convexité : toutes ces courbures dans la direction naturelle, mais portées à un tel excès, rapetissoient la taille du jeune homme; il y a apparence qu'il eût resté très-petit, ou que même il eût perdu de la taille qu'il avoit acquise, s'il n'avoit pas été heureusement traité.

Consulté pour donner mon avis, je trouvai les glandes du cou un peu gorgées; le foie étoit saillant, soit qu'il fût repoussé par la colonne vertébrale, soit qu'il fût réellement plus gonflé; le teint du malade étoit très-jaune. Je conseillai de lui mettre un vésicatoire au bras, de lui faire prendre pour boisson ordinaire de la décoction légère de garance, matin et soir, et d'ajouter chaque fois, dans un demi verre de cette décoction, une once de sirop antiscorbutique et deux gros de sirop mercuriel de *Bellet*. Je prescrivis les tablettes antimoniales de *Kunckel*, à la dose de dix ou douze grains, avec un ou deux grains de calomélas, et que le malade prenoit sous forme de pastilles, en une ou deux fois dans la journée.

Ce traitement, suivi pendant le printemps et l'été de 1788, et secondé par l'usage des bains, et même de la natation, eut un effet très-heureux : le malade le continua pendant l'hiver suivant, à l'exception des bains et de la natation, qu'il ne suspendit même que pendant les froids un peu rigoureux.

Le printemps et l'été suivant, le même traitement, aidé des exercices variés de la paume, du volant, des armes, de la natation, fut couronné du plus heureux succès ; le corps du jeune Fitz - James se développa, par la diminution des courbures de l'épine, et par un jet remarquable dans l'accroissement de sa taille.

Ce traitement a été dirigé et suivi par le citoyen *Claude Martin*, alors mon prévôt d'anatomie.

Le malade a depuis voyagé ; et l'on m'a dit qu'ayant suspendu toute espèce de traitement, il étoit retombé dans le rachitisme, et qu'il étoit mort.

OBSERVATION (E).

La citoyenne Wat * avoit joui d'une bonne santé jusqu'à l'âge de quatorze à quinze ans, lorsque les glandes du cou se gonflèrent, ainsi que ses gencives ; le corps et sur-tout les jambes se couvrirent de taches noirâtres comme des ecchymoses ; elle éprouva des douleurs et des lassitudes dans les membres ; sa taille se déjeta ; une épaule devint plus saillante en arrière, et plus élevée que l'autre : il y avoit tout à craindre que cette jeune personne ne terminât par être très-contrefaite ; son visage même, régulier, sembloit se déformer, de manière que les os d'un côté paroissoient prendre plus d'accroissement que ceux de l'autre ; en un mot, le visage prenoit un air de rachitisme.

Consulté pour donner des soins à cette jeune personne, je crus qu'il falloit lui prescrire un long usage des anti-scorbutiques, mêlés avec les mercuriaux, dont j'avois déjà si souvent obtenu d'heureux effets, en observant cependant dans ce cas que, le vice scorbutique dominant, je devois insister davantage sur les remèdes indiqués contre cette espèce de maladie, que sur les mercuriaux. La jeune malade fit usage, pendant les printemps et les automnes, des sucs dépurés de pissenlit, de bourrache et de cresson de fontaine, à la dose de quatre onces tous les matins, avec une once de sirop anti - scorbutique, et demi - once de sirop mercuriel de *Bellet* : pendant l'hiver, elle prenoit une once et demie de sirop anti-scorbutique, et demi-once de sirop de *Bellet,* dans un demi-verre de décoction de garance : on lui pratiqua un exutoire au bras, qui fut soigneusement entretenu ; elle fit un fréquent usage des bains froids pendant l'été, et seulement dégourdis dans les autres saisons. Je consentis qu'on frottât l'épine de la jeune malade, tous les matins, avec une pommade composée de savon noir, de moelle de bœuf, de pulpe d'enula-campana, de raifort sauvage et de camphre. On faisoit faire à la jeune personne les mouvemens les plus variés, de la danse, des armes, du jeu de volant ; elle soulevoit tous les matins, avec ses deux bras à diverses reprises, pendant

G 3

environ demi-heure, un petit poids attaché
à une corde, passée dans une poulie fixée
au plancher.

Un régime presque toujours végétal fut
aussi conseillé, et exactement suivi. Les
règles s'établirent, furent régulières : enfin, avec ce traitement qui dura près de
deux ans, sous la direction de *P. Portal*,
alors mon prosecteur au collége de France,
la malade changea entièrement de disposition ; sa taille se redressa ; l'engorgement
des glandes disparut ; les extrémités des os
furent moins gonflées, et la jeune personne
termina par jouir de la meilleure et de la
plus belle santé.

OBSERVATION (F).

La citoyenne Desb** avoit plusieurs sœurs
parfaitement bien faites et grandes ; elle
étoit plus délicate qu'elles, et avoit plusieurs fois des engorgemens aux glandes du
cou, ce qu'on attribuoit à une mauvaise
nourrice qu'elle avoit eue. Parvenue vers
l'âge de dix ans, son accroissement parut
se borner ; les os du carpe se gonflèrent
légèrement ; l'extrémité sternale des clavicules devint plus saillante : bientôt les épau-

les firent une forte saillie ; et étant plus relevées, le cou sembloit se raccourcir, la poitrine ne paroissoit plus se développer comme le reste du corps ; il y avoit dans l'épine un léger commencement de déviation. Cependant la jeune malade paroissoit fort grasse ; cette graisse étoit ferme et dure, sa peau d'un blanc pâle ; ses lèvres et ses gencives étoient très-gonflées et décolorées ; les glandes du cou , qui avoient été plusieurs fois enflées dans la jeunesse, s'étoient engorgées encore davantage, ainsi que celles des aisselles et autres. Le dérangement seul de la taille occupoit la mère de cette jeune personne ; et comme elle ne l'attribuoit qu'à une cause externe, elle ne s'occupoit qu'à lui faire construire des corps à baleine de diverses formes, et qui lui comprimoient le tronc plus ou moins violemment. Je fus consulté à cet effet, croyant que je pourrois proposer quelque moyen mécanique plus efficace ; mais bien loin de répondre au desir de cette mère, bien intentionnée, mais mal instruite, je blâmai toute compression extérieure, et je lui proposai le traitement suivant, plus pour conserver la vie de son enfant, que pour lui redresser la taille.   G 4

Mon avis fut 1°. de lui faire ouvrir un cautère au bras ; 2°. de lui faire prendre quelques apozèmes apéritifs avec la racine de patience, d'aunée, d'une once de chacune, d'esquine, de garance, deux gros de chacune, pour deux verres, dans chacun desquels on ajouteroit une once et demie de sirop anti-scorbutique, l'un pour le matin en sortant du lit, et l'autre une heure après. Ces apozèmes furent pris pendant les mois de mars, avril et mai : on leur substitua les sucs de pissenlit, de bourrache et de cresson, à la dose de quatre onces tous les matins, avec demi-gros de terre-foliée de tartre, et une once de sirop anti-scorbutique.

Ce traitement n'opérant pas des effets prompts et heureux, je crus devoir lui prescrire celui dont les expériences sembloient chaque jour me faire connoître de plus en plus l'efficacité ; une cuillerée à café de sirop mercuriel, une once de sirop anti-scorbutique, dans une demi-tasse d'une décoction de garance, le matin demi-heure avant le déjeûner, et le soir demi-heure avant le souper. La quantité des sirops fut doublée après quelques semaines, le matin seulement, et elle le fut ensuite aussi le soir ; ce qui fut continué près de deux ans, presque sans interruption. On avoit le soin de purger la malade, environ tous les deux mois, avec le purgatif le plus doux, et de lui faire prendre quelques bains presque froids. Le cautère étoit soigneusement pansé ; elle prenoit le plus d'exercice possible, ne portant que de simples corps à demi - baleine , qu'on retournoit tous les jours ; elle vivoit de viandes bouillies et rôties, de beaucoup de végétaux, sur-tout de fruits crus des différentes saisons, et elle s'abstenoit rigoureusement de laitage et d'autres alimens incrassans. Enfin, c'est par un pareil traitement que les glandes lymphatiques se sont dégorgées, que sa taille s'est redressée, que son corps s'est développé, qu'elle a grandi, et qu'elle a, pour ainsi dire, repris son droit d'aînesse, par un accroissement étonnant, qui s'est fait lorsque la cause qui l'avoit retenu, borné, a été heureusement détruite.

O B S E R V A T I O N (G).

Le malheureux Charles Damas, mort sur l'échafaud , avant l'âge de dix - neuf ans, peu de jours avant le 9 thermidor, avoit passé une partie de sa jeunesse à faire des remèdes pour redresser sa taille.

A peine âgé de sept à huit ans, sa tendre mère remarqua que son épine se renversoit sur l'un des côtés; elle réclama mes soins. J'examinai l'enfant, que je trouvai en effet atteint du rachitisme bien confirmé : sa taille étoit déviée, de manière que les vertèbres cervicales formoient une courbure, dont la convexité étoit à gauche, et la concavité à droite; les vertèbres dorsales étoient aussi déjetées hors de leur ligne verticale, et formoient un arc, dont la convexité étoit à droite, et la concavité à gauche; la portion lombaire étoit déviée dans le même sens que la portion cervicale; les extrémités des os longs étoient gonflées, ainsi que celles des côtes près du sternum; les os du carpe étoient un peu plus gros qu'ils ne devoient être; l'enfant étoit maigre; il avoit la peau dure, sèche, inégale au tact, et les glandes du cou, des aisselles, des aines, étoient gonflées. Je fus d'avis qu'on lui pratiquât un vésicatoire au bras; qu'on lui fît faire un long usage du sirop anti - scorbutique et du sirop mer-

curiel ; qu'on évitât de lui donner des alimens incrassans ; qu'on l'accoutumât insensiblement à se baigner dans l'eau froide,
et qu'on lui apprît à nager.

Ce traitement, surveillé par une mère
qui aimoit si tendrement son fils, l'unique
objet de ses espérances, de son bonheur,
fut rigoureusement suivi plusieurs années,
et avec d'autant plus d'encouragement,
qu'on en voyoit les heureux effets. L'enfant aimoit à se livrer aux exercices du
corps, de la danse, des armes, du jeu de
volant, de la paume, et sur - tout à celui
de la nage ; il avoit même acquis de la
célébrité dans ce genre d'exercice, étant
devenu l'un des meilleurs disciples de l'é-
cole de natation. C'est ainsi qu'en joignant
au traitement interne les secours extérieurs
de la gymnastique, Charles Damas s'étoit
parfaitement redressé. A l'âge de dix-huit
ans, il étoit grand, bien proportionné,
assez fort : fils unique, hélas ! tout annonçoit en lui une vie aussi longue qu'heureuse, lorsqu'il la perdit, victime d'une
faction qui a plongé la France dans un
deuil éternel.

OBSERVATION (H).

Le C. Beaumanoir du Rosel m'amena de Brest, en 1781, sa fille, âgée de huit ans, dont la taille commençoit à se dévier, et qui avoit les extrémités des os longs gonflées, sur-tout celles du tibia et du fémur, qui concourent à former les genoux; les os des deux poignets étoient aussi très-gonflés, ainsi que les extrémités sternales des côtes; le bas-ventre étoit saillant et très-dur; la région du foie, qui étoit prominente, résistoit fortement au tact, ce qui ne laissoit aucun doute sur l'engorgement de ce viscère; le cou étoit gonflé uniformément, et dur sous le menton; le bas du visage étoit aussi durement tuméfié; les lèvres et le bout du nez étoient gonflés, durs, d'une couleur violette; ses paupières étoient gonflées, dures, et il y avoit un larmoiement continuel. L'enfant paroissoit assez grasse dans le reste du corps, mais d'une graisse compacte; elle paroissoit généralement empâtée; elle étoit d'ailleurs gaie et de bon appétit, digérant parfaitement bien; son pouls étoit cependant très-fréquent, comme il l'est ordinairement à cet âge, mais avec quelques intermittences ; elle avoit de la difficulté à respirer lorsqu'elle montoit un escalier, qu'elle parloit long-temps, ou qu'elle éprouvoit quelque contrariété, ce qui lui arrivoit souvent, étant d'une extrême sensibilité.

Je ne doutai pas qu'il n'existât en cette enfant un vice scrophuleux, et que le défaut dans la taille n'en fût l'effet ; je pensai que si je pouvois le détruire, elle se redresseroit, que les os ramollis et tuméfiés acquerroient leur consistance naturelle, et même qu'en se rapetissant ils reprendroient leur volume naturel ; je crus aussi que le larmoiement que l'enfant éprouvoit, étant occasionné par la pression des conduits excréteurs des larmes dans le nez, par l'humeur stéatomateuse stagnante dans leurs parois, ou dans les glandes voisines, le traitement suffiroit pour le détruire et pour le guérir.

Mes espérances ne furent point vaines, ainsi que celles de mon confrère *Tenon*, avec lequel je consultai sur l'état de cette enfant. Nous prescrivîmes d'abord le vésicatoire à la nuque, pour entretenir une longue et douce suppuration ; nous conseillâmes l'usage des sucs des plantes anti-scorbutiques, avec le sirop mercuriel ; et en conséquence, étant chargé de donner des soins à l'enfant, je lui fis prendre tous les matins une cuillerée à bouche de sirop anti - scorbutique de *Dumouret*, et une cuillerée à café de sirop mercuriel de *Bellet*, dans deux cuillerées à bouche d'eau.

L'enfant prit ce remède sans peine ; on en doubla la dose dans une quinzaine de jours, et ce traitement fut continué plusieurs mois. L'enfant fut purgée à-peu-près toutes les six semaines ; elle fit un fréquent usage des bains tièdes. On lui bassinoit les yeux deux ou trois fois par jour avec de l'eau de Barèges ; elle faisoit beaucoup d'exercice, habillée chaudement et sans corps de baleine, vivant de peu de viande, et principalement de végétaux.

Ce traitement eut les plus heureux effets ; le ventre se désenfla et se ramollit ; l'enfant parut maigrir ; le dessous du menton se creusa ; le bas du visage, gonflé et durci, ainsi que les lèvres et les paupières tuméfiées, se dégorgèrent visiblement : cependant le larmoiement des yeux ne dimi-

nuoit pas encore. Grandjan fut consulté ;
il proposa divers moyens, qui ne furent pas
bien suivis. La charpente osseuse reprenoit
sa configuration naturelle ; la taille, sa rectitude ordinaire ; et les extrémités sternales
des côtes, les os du carpe et ceux des genoux, perdoient de leur excès de grosseur :
enfin la nature, aidée de l'art, sembloit
triompher du mal, lorsque le C. Beaumanoir du Rosel, forcé de retourner en
Bretagne, voulut y ramener son enfant.
Nous conseillâmes la continuation du traitement, et même encore, s'il ne suffisoit
pas pour détruire le mal complétement, de
conduire l'enfant à Barèges, pour lui faire
prendre les eaux en bains, en boisson, et
même en injection dans les voies lacrymales : mais ce voyage n'eut pas lieu. Les
anti - scorbutiques, combinés avec les
mercuriaux, continués encore quelque
temps, et secondés de l'exutoire au bras,
ont produit les plus heureux effets ; la
taille s'est parfaitement bien redressée ;
les membres ont pris leur rectitude et
leur forme les plus naturelles ; les voies
lacrymales devenues perméables aux larmes, il n'y a plus eu de larmoiement :

enfin mademoiselle du Rosel est parvenue à jouir de la meilleure et de la plus belle santé ; elle s'est mariée , et elle a eu des enfans.

OBSERVATION (1).

La citoyenne d'En**, ensuite la duchesse de L***, demeurant rue du faubourg Montmartre, vis-à-vis la rue Bergère, me consulta, en 1786, pour sa fille, âgée d'environ quatorze ans, dont la taille commençoit à se courber ; elle avoit aussi une épaule plus grosse et plus relevée que l'autre ; les extrémités des os longs étoient très - gonflées ; le sternum et les extrémités sternales des côtes étoient pleines de nodosités rachitiques ; elle avoit le ventre prominent et dur ; elle avoit aussi les glandes du cou gonflées ; le bas du visage et le dessus du menton tuméfiés, ce qui la faisoit paroître très - grasse ; mais ses chairs étoient plus fermes qu'elles ne le sont ordinairement ; sa peau étoit rude au tact ; et le corps étoit généralement empâté. Je crus devoir reconnoître en elle un vice scrophuleux, qui donnoit à la graisse un surcroît de consistance à celle qu'elle doit avoir, lequel avoit

aussi

aussi épaissi, figé la lymphe, dont les glandes et d'autres parties du corps étoient remplies. Je crus que les os étoient également affectés de ce vice scrophuleux, et qu'enfin le rachitisme le plus complet pourroit en être la suite fâcheuse.

Je conseillai 1°. d'ouvrir un cautère au bras de la jeune malade; 2°. un long usage des sucs épurés anti-scorbutiques, lorsque la saison les fourniroit, ou sous la forme de sirop pendant l'hiver; je conseillai de joindre aux anti-scorbutiques le sirop mercuriel. Ce traitement fut commencé, mais mal suivi. La malade fut mariée; et l'engorgement scrophuleux, bien loin de diminuer, augmenta de plus en plus; le bas du visage se gonfla; les lèvres et les paupières se durcirent et s'enflèrent; et la malade se plaignit de ne pas voir parfois bien distinctement les objets. En l'examinant, j'apperçus dans les chambres antérieures des yeux une humeur blanchâtre, comme laiteuse. La jeune malade me dit que lorsqu'elle étoit couchée, elle n'y voyoit plus rien, et que lorsqu'elle étoit levée, elle ne voyoit qu'en haut, et non en bas. L'ayant examinée dans ces deux situations,

H

je vis que lorsqu'elle étoit couchée, la tache blanche de la chambre antérieure s'agrandissoit de bas en haut, et couvroit la pupille ; et je ne doutai pas que ce ne fût l'effet de l'épanchement de l'humeur blanche, laquelle se répandant sur la face antérieure de la membrane du cristallin, bouchoit la pupille, et s'opposoit au passage des rayons lumineux : la quantité de cette humeur augmenta au point qu'en peu de jours la jeune personne n'y vit absolument plus, dans quelque position qu'elle tînt sa tête.

Nous conseillâmes, *Tenon* et moi, l'application d'un vésicatoire à la nuque, les sang-sues aux parties extérieures de la génération, les régles étant très-diminuées, et y ayant des signes de pléthore. Nous prescrivîmes un usage long et non interrompu des sucs anti-scorbutiques du cresson de fontaine et du cochléaria, à la dose de trois onces, deux fois par jour, dans chacune desquelles on mettroit une bonne cuillerée à café, à-peu-près trois gros, de sirop mercuriel de *Bellet*, des bains tièdes et de fréquens lavemens, un régime apéritif et rafraîchissant.

Ce traitement fut suivi sans interruption ;

la maladie ne fit pas de progrès : environ quinze jours après, la jeune personne ayant été purgée, elle commença d'appercevoir les objets lorsqu'elle tenoit sa tête levée ; le visage se désenfla ; l'eau des chambres antérieures des yeux fut plus limpide, et la malade y voyoit à proportion bien plus clairement ; elle continua ce traitement plusieurs mois ; elle maigrit, ou, pour mieux dire, elle fut moins empâtée ; ses membres commencèrent à recouvrer de leur régularité naturelle ; les extrémités des os non-seulement ne se gonflèrent pas, mais parurent perdre de leur grosseur excédente. Le traitement fut long-temps continué : cependant la taille resta toujours un peu déviée, et l'épaule droite plus élevée que la gauche ; mais le vice scrophuleux fut détruit, et la santé la plus parfaite fut la suite de cet heureux traitement.

OBSERVATION (K).

Une enfant de madame Canisi, âgée d'environ six ans, avoit les glandes du cou gonflées, le bas-ventre dur et saillant, avec une légère déviation de la taille ; elle avoit déjà pris divers remèdes sans succès. L'engorgement des glandes du cou et celui des viscères abdominaux croissoit ; l'enfant maigrissoit ; les extrémités des os longs sembloient grossir : tout faisoit craindre que cette enfant ne tombât dans le rachitisme ; elle avoit été malade dans sa première jeunesse, et on croyoit en trouver la cause dans un mauvais lait qu'elle avoit teté. Appelé pour lui donner des soins , je crus qu'il falloit s'occuper à détruire les engorgémens lymphatiques par les remèdes appropriés ; et je pensai avec mon collègue le citoyen *Desoteux*, qui avoit été appelé en consultation avec moi, qu'il falloit associer les mercuriaux aux fondans. Nous fîmes joindre le calomélas aux tablettes antimoniales de *Kunkel ;* l'enfant en prit plusieurs dans la journée, de manière qu'elle prenoit par jour environ un demi-gros de ces tablettes, et deux grains de calomélas. Ce remède lui réussit mieux que tous ceux qu'on lui avoit donnés jusqu'alors. Dans peu de temps l'enfant parut plus gaie ; elle eut meilleur appétit et digéra mieux ; le ventre étoit moins enflé et moins dur ; les glandes du cou moins grosses , et l'épine paroissoit déjà plus droite. La jeune malade

fut purgée de temps en temps, et fit usage
de bains presque froids; elle se livra à divers exercices, et est parvenue à jouir de
la meilleure et de la plus belle santé.

OBSERVATION (L).

La citoyenne d'Henisdael, condamnée à
mort par le tribunal de Robespierre, avoit
un enfant, d'environ huit ans, affecté du
rachitisme le plus complet; son épine étoit
contournée sur les côtés, et encore de devant en arrière, et même un peu en contour;
sa poitrine, très-rétrécie, se terminoit en
avant par une pointe formée par le sternum :
elle étoit divisée en deux parties, la supérieure très-saillante, et l'inférieure fort enfoncée, ce qui faisoit que le sternum étoit
ployé, et formoit vers son milieu une pointe
très-aiguë; les extrémités sternales des côtes
se terminoient par des nœuds; celles des os
longs, sur-tout des fémurs et des tibia,
formant les genoux, étoient fort gonflées;
l'enfant avoit le ventre saillant, la région
du foie très-dure et saillante; sa maigreur
étoit extrême; sa peau étoit très-sèche et
inégale au toucher; il éprouvoit une difficulté de respirer presque continuelle, la-

quelle en certain temps, étoit si laborieuse, qu'on avoit tout à craindre qu'il ne pérît de suffocation. Cependant l'enfant n'avoit jamais craché de sang, et il toussoit rarement ; son pouls étoit embarrassé, intermittent, selon qu'il éprouvoit une difficulté de respirer plus ou moins grande. Tel étoit l'état dans lequel se trouvoit le jeune d'Henisdael, lorsque je le vis pour la première fois. J'appris que pour le traiter de son asthme prétendu, on se bornoit à lui prescrire des loochs, des potions huileuses, des boissons émollientes.

Mon opinion sur la cause de la maladie et sur le traitement fut bien différente. Je crus devoir attribuer cette extrême difficulté de respirer au peu de capacité de la poitrine, dans laquelle les poumons ne pouvoient se développer suffisamment pour la respiration ; ce qui faisoit qu'elle étoit habituellement gênée. Mais pourquoi l'étoit-elle en certains temps plus qu'en d'autres, et sans aucun période réglé ? Ce n'étoit pas aussi facile à décider. Une augmentation de sang dans les vaisseaux pulmonaires, qui se seroit faite en certains momens, pouvoit-elle être la cause de ce surcroît de difficulté de respirer ? ou bien n'étoit - elle pas l'effet de la collection de l'humeur glaireuse ? J'étois d'autant plus porté à le croire, que le malade respiroit plus facilement lorsqu'il crachoit abondamment. Mais cette pléthore humorale n'étoit-elle pas elle - même l'effet de la pléthore sanguine ? Dans tous les cas, je crus qu'il falloit alors s'occuper à diminuer l'*infarctus* des bronches, mais sans perdre de vue la cause première, qui produisoit la difficulté habituelle de respirer, le rétrécissement de la poitrine, par le défaut du développement de ses parties osseuses. Je crus qu'il y avoit deux sortes de traitement à suivre ; l'un curatif, et l'autre prophylactique, comme le disent les médecins.

Mais comment attendre d'heureux effets du premier ? Assurément on ne pouvoit se flatter d'en obtenir de complets, il n'étoit plus possible de redresser des os si courbés, de leur donner assez d'accroissement pour qu'ils pussent parvenir à prendre leurs dimensions bien naturelles. Mais si l'on ne pouvoit pas tout obtenir, au moins falloit-il tenter de gagner quelque chose ; la plus légère augmentation dans la capacité de la

poitrine pouvoit, en facilitant le développement du poumon, rendre la respiration
bien plus libre, que tout autre remède qui
auroit borné ses effets sur cet organe même.
Heureux si l'enfant peut vivre assez long-
temps pour ressentir les effets d'un remède
qui ne peut agir que très-lentement, mais
le seul que je pusse raisonnablement conseiller ! Je crus donc devoir prescrire le
traitement suivant :

1°. Un cautère au bras, dont on entre-
tiendroit long-temps la suppuration ;

2°. Une once de sirop anti-scorbutique,
tous les matins à jeun, avec trois gros de
sirop mercuriel de *Bellet*, dans une demi-
tasse de décoction de garance, dont on aug-
menteroit la quantité dans la suite ;

3°. La décoction légère de garance, pour
boisson ordinaire ;

4°. Quelques bains presque froids, lorsque l'état du malade le permettroit.

Voilà le plan de traitement curatif que
je prescrivis ; mais je recommandai de le
suspendre toutes les fois que l'enfant éprou-
veroit un surcroît d'oppression ; que son
pouls seroit élevé, gêné, entrecoupé. Je
conseillai alors de ne lui donner que les

boissons légèrement relâchantes et anti-
spasmodiques de tilleul, de feuilles d'oran-
ger, avec le sirop de violette, l'eau de poulet, le petit lait ; et je recommandai, si l'oppression étoit trop forte, si le malade avoit
le visage de couleur violette, et qu'il cra-
chât du sang, si son pouls étoit excessivement plein et dur, comme cela arrivoit
quelquefois, de mettre à l'enfant huit ou
dix sang-sues sur les parties latérales antérieures et supérieures du cou, pour opérer un dégorgement des veines jugulaires,
ainsi que celui des vaisseaux pulmonaires.
Je conseillai au contraire, si la difficulté
de respirer n'étoit pas accompagnée de la
fièvre, ni d'une trop grande irritation, de
joindre aux boissons délayantes quelques
boissons légèrement incisives, telles que
l'infusion de bourrache, de buglose, à laquelle on ajouteroit une cuillerée à café,
par tasse, d'oxymel simple, ou de sirop de
cinq racines apéritives, ou d'erysimum.

Ces deux traitemens prophylactique et
curatif furent long-temps continués : on
suspendoit l'un quand on commençoit l'autre. Pendant le printemps et l'automne, on
donnoit le sirop anti-scorbutique et le sirop

mercuriel, dans trois onces de suc extrait des feuilles de bourrache et de cresson de fontaine : l'enfant fit aussi un long usage des pastilles antimoniales ; et avec ce traitement, suivi d'un régime presque toujours végétal, de divers exercices bien variés, on vit les accès de suffocation diminuer, disparoître ; la respiration fut gênée, mais moins, et presque uniformément, à moins que le malade ne se livrât à quelque mouvement violent ; cette suffocation habituelle diminua ; la taille se développa ; enfin ce malade a un peu grandi, et aujourd'hui il vit très-bossu, mais remplissant toutes les fonctions vitales facilement ; il pourra vivre aussi long-temps que les autres hommes.

REMARQUES.

Nous avons traité des courbures de l'épine, et des autres maladies des os occasionnées par le vice scrophuleux, immédiatement après avoir considéré celles que le vice vénérien produit, non-seulement parce qu'elles en sont quelquefois une suite évidente, mais encore parce que lors même qu'on ne peut prouver que les maladies

scrophuleuses des os sont l'effet de la vérole, elles ont tant de ressemblance avec
celui que cette maladie occasionne sur eux,
qu'il est bien difficile de les différencier.

Ainsi que la maladie vénérienne produit
des tumeurs stéatomateuses , des gonflemens, des ramollissemens, des indurations
même dans les os , chez des individus qui
n'ont aucune apparence de virus vénérien
dans les parties génitales (1), ainsi, dans
beaucoup de sujets , on a trouvé des altérations vraiment scrophuleuses dans les os,
sans qu'il existât en eux aucune altération,
ni dans les glandes mésentériques, ni dans
celles du cou ; c'est ce qui a été prouvé
plusieurs fois par les observations rapportées dans l'article précédent.

N'y a-t-il pas des phthisies véritablement
scrophuleuses , sans apparence de scrophules ni au cou, ni au mésentère (2)?
Pourquoi ne pourroit - il pas y avoir dans
les os et ailleurs des affections de la même

____

(1) *Voyez* en la preuve en plusieurs endroits de l'article premier de notre *Traité sur la Phthisie.*

(2) *Voyez* article second, où ce point de doctrine est
démontré d'une manière non douteuse.

nature, sans que les glandes du mésentère ni celles du cou fussent engorgées? C'est sans raison que quelques auteurs, d'après une assertion trop générale de *Riolan*, se sont fortifiés dans une fausse opinion. *Notabis mesenterium*, dit ce grand anatomiste, *strumarum radicem, ac fundamentum esse* (1), *nec foras erumpere unquam, nisi mesenterium strumosum fuerit*. Riolan parloit alors d'après autrui, plutôt que d'après ses propres observations; *ideoque*, ajoute-t-il, (*Guido de Cauliaco*) *perite admodum strumarum scaturiginem à mesenterio repetit*. Mais ayant sans doute réfléchi ou mieux vu, Riolan n'a plus parlé d'une manière aussi absolue dans son Manuel Anatomique. Il arrive rarement, dit-il, que les scrophules sortent au-dehors en grande quantité, si elles n'ont leur racine dans le mésentère (2). *Morgagni*, qui a porté la lumière sur tous les objets qu'il a traités dans son immortel ouvrage, dit avoir trouvé, dans divers sujets, de vraies affections scro-

____

(1) *Anthropographia*, lib. 11, in fol. édit. de Paris, 1649, page 108.

(2) Manuel Anatomique, chapitre x1x.

(125)

phuleuses, et en diverses parties, quoique
le mésentère fût sain (1). Les observations
que nous venons de rapporter le démontrent encore de la manière la plus évidente.

Le vice scrophuleux paroît agir plus souvent sur les os spongieux, tels que ceux
du carpe, du tarse, les corps des vertèbres,
les extrémités sternales des côtes et celles
des os longs, que sur les os durs, tels que
ceux de la base du crâne, les corps des os
longs ; cependant ces mêmes os en ont été
plus d'une fois affectés ensemble, ou séparément.

Mais les deux vices vénérien et scrophuleux affectent - ils les os d'une manière si
égale, que les altérations qui en sont les
suites soient les mêmes ? ou au moins, en
les examinant, ne peut-on pas y trouver de
différence ? ou bien encore les altérations
occasionnées par ces deux virus sont - elles
assez différentes, pour qu'on puisse, en
les examinant, en déterminer la véritable
cause ? Cela n'est guère possible rigoureusement ; car, absolument parlant, les alté-

____

(1) Lib. IV, epist. L, n°. 29.

rations des os produites par la vérole et par les écrouelles sont sensiblement les mêmes. J'augure cependant que, dans quelques personnes, le vice vénérien, démontré d'une manière certaine par les signes locaux, ou par des affections aux parties génitales, a rendu leurs os durs, secs, friables, cassans, et que dans d'autres personnes le vice scrophuleux, démontré par l'engorgement des glandes du cou, a réduit leurs os à l'état de chair, en les ramollissant et en les gonflant. Voilà des différences dans les altérations des os, que je présume être plus fréquemment occasionnées par les deux virus ; mais je ne parle que d'une manière générale, et plutôt par présomption que par conviction, pouvant citer une multitude de cas dans lesquels les os, affectés par vice scrophuleux, étoient durs, secs et friables ; et d'autres dans lesquels les os, affectés par vice vénérien, étoient mous et gonflés. Bien plus, on a vu de telles altérations des os dans les mêmes sujets, qu'ils fussent morts à la suite de la vérole, ou qu'ils eussent péri par suite des scrophuleux ; certains étoient ramollis, lorsque d'autres étoient plus durs, plus friables, plus cassans , que dans l'état ordinaire , mêmes différences d'altérations de la substance osseuse existoient dans le même os, de sorte qu'il étoit impossible de décider rigoureusement , par l'inspection des os malades , par lequel des deux vices ils avoient été maléficiés.

On peut dire la même chose à l'égard des altérations que les vices scrophuleux et vénérien produisent dans les parties molles. *Vésale* a déjà remarqué qu'ils affectoient également les glandes du gosier (1), ainsi que d'autres glandes du cou ; ce que l'on observe encore tous les jours. Quel est l'anatomiste qui n'a pas trouvé, dans des sujets morts du virus vénérien, les glandes axillaires, les inguinales, et même les mésentériques, mais plus rarement, également affectées que dans ceux qui étoient morts du virus scrophuleux ? Nos sens ne peuvent y distinguer aucune espèce de différence ; ces deux virus produisent aussi des indurations dans la substance du cerveau, lors même qu'on trouve beaucoup d'eau

____

(1) *De corporis humani fabricâ*, lib. VI, cap. VI, pag. 7, in-fol. edit. Basil.

dans les ventricules du cerveau et dans la
cavité du crâne (1). Les virus occasionnent
aussi des indurations dans les glandes du
poumon, du foie, de la rate, avec des épan-
chemens d'eau, soit dans la poitrine, soit
dans le bas-ventre ; enfin le virus vénérien
et le virus scrophuleux donnent lieu à des
indurations dans les parties molles, telles
qu'on ne peut absolument les différencier :
qu'on juge par là de plus en plus combien
ces vices ont de rapport entre eux.

Les enfans rachitiques, par vice scrophuleux sur-tout, ont ordinairement la tête plus
grosse, principalement par l'ampliation
des pariétaux ; le tronc est très-courbé en
avant, et le dos est voûté ; les épiphyses des
os longs sont très-gonflées ; les clavicules,
très-convexes en avant, forment un creux
difforme en arrière ; l'os du bras est ordinairement plié en dedans, le cubitus et le
radius encore davantage ; leurs mains sont
grosses ; le corps du fémur est plus courbé
en arrière ; le cou est presque horizontal,

---

(1) Petit dit avoir toujours trouvé la glande pituitaire squirreuse dans les hydrocéphales. *Mémoires de
l'Académie des Sciences*, 1728.

et

et peu s'en faut que le condyle interne ne soit de niveau avec l'externe. Le tibia et le péroné sont fréquemment concaves vers le côté externe de la jambe ; les genoux sont si rapprochés, qu'ils se touchent et se heurtent, pour ainsi dire, quand l'enfant marche ; les pieds sont en dehors, et il se soutient en marchant, ou lorsqu'il est debout, sur leur bord interne ; sa marche est comme celle des cannes. La poitrine est petite, étroite ; les côtes sont plus larges, plus resserrées, et noueuses aux extrémités sternales. Le bassin est plus petit, les os des îles fort étroits, et les os pubis applatis. Souvent le corps cartilagino-ligamenteux, interposé entre les os pubis, est très-relâché, et rempli d'une humeur dont la consistance est tantôt glutineuse et tantôt fluide ; les cartilages et les ligamens qui fixent l'os sacrum avec les os des îles, sont flasques et sans ressort ; ce qui fait que les os du bassin sont vacillans entre eux, et rend la marche peu sûre, ou même impossible, comme cela a lieu quelquefois dans les femmes grosses. Mais ce n'est pas seulement les corps cartilagineux qui fixent les os du bassin entre eux, que le vice ra-

I

chitique affecte, il produit aussi des altérations dans les cartilages ligamenteux, interposés entre les corps des vertèbres; l'humeur légèrement glutineuse, qui est naturellement ramassée dans le creux central de
chacun de ces corps élastiques, est ou plus
épaisse, comme stéatomateuse, ou plus
fluide, ou plus abondante, ou en défaut;
ce qui fait que les cerceaux ligamento-cartilagineux concentriques sont inégalement
desséchés, ou amincis, ou gonflés; d'où
résultent nécessairement diverses déviations de la colonne vertébrale.

Les enfans allaités par des nourrices
qui ont la maladie vénérienne, ont souvent des congestions stéatomateuses, des
gonflemens et des courbures des os; rarement ont-ils quelque signe de mal vénérien
aux parties externes de la génération. Cependant on ne doit pas douter alors du caractère de leur maladie; on doit les traiter
en conséquence : on peut, d'après ce qui a
été dit, avancer que le vice scrophuleux est
si souvent la suite du vice vénérien, qu'il
est bien rare qu'on ne trouve dans les mercuriaux des remèdes utiles à lui opposer.

Il m'a cependant paru que dans les ma-

ladies des os, occasionnées par le vice vénérien, soit qu'elles se fussent manifestées
peu de temps après l'apparition des signes
locaux, ou long-temps après, ou même
que ces maladies des os fussent survenues
sans que les signes locaux eussent eu lieu, si
elles étoient réellement vénériennes, les
préparations mercurielles seules, même
sous forme de frictions, réussissoient complétement ; mais j'ai remarqué que lorsque
les altérations des os n'étoient que successives, ou encore lorsqu'elles ne survenoient
que long-temps après l'apparition du mal
vénérien, ou même après la disparition des
signes locaux, le traitement intérieur par
le sublimé, très - méthodiquement administré, réussissoit encore mieux que les
frictions : plusieurs fois cependant je les ai
combinés ensemble. J'ai fait la même remarque à l'égard du mal vénérien transmis
des pères et mères aux enfans, ou encore
des nourrices à leurs nourrissons ; j'ai remarqué, dis-je, que les préparations mercurielles, prises intérieurement sous forme
de sublimé, avoient aussi de l'avantage sur
les seules frictions.

Mais lorsque le vice scrophuleux est plus

manifestement prononcé, les anti-scorbutiques, joints au mercure, produisent des
effets infiniment plus efficaces, que si on
administroit le mercure seul, soit extérieurement, soit intérieurement. Les observations que nous venons de rapporter,
le confirment de manière à ne laisser aucun
doute à cet égard. C'est une addition à la
méthode de *Bouvart*, d'autant plus extraor-
dinaire, que ce célèbre médecin faisoit
un fréquent usage des anti - scorbutiques
dans les engorgemens lymphatiques; mais
il ne les employoit pas contre le rachitisme
scrophuleux : aussi lui est - il arrivé bien
des fois, au milieu des grands succès de
sa pratique, dans le traitement des rachitiques, de voir sa méthode insuffisante. J'ai
remarqué que, dans le cas de rachitisme
par vice scrophuleux, les mercuriaux
avoient des effets bien plus assurés lorsqu'ils étoient combinés avec les anti-scorbutiques. Cela est bien prouvé par le résultat des observations nombreuses que je
viens de rapporter, et dont certainement
j'eusse rendu la liste bien plus considérable,
si j'avois rapporté toutes celles que ma
pratique m'eût permis de recueillir.

L'administration du mercure dans le traitement des maladies scrophuleuses, a été approuvée et même suivie par plusieurs médecins, et notamment par *Baillou*, ce grand médecin, qui a tant honoré la faculté de médecine de Paris : il dit avoir guéri avec le mercure plusieurs personnes atteintes des écrouelles, de même que celles qui étoient atteintes de la maladie vénérienne. *Lues venerea* (1), *strumae, elephas, aliquid habent cognatum ; hydrargyrosis vincit et opprimit.* Bordeu, avec lequel nous avons vu plusieurs malades scrophuleux, leur ordonnoit le mercure sous forme de frictions, ou bien il leur prescrivoit quelques grains de mercure doux, en même temps que *Bouvart* conseilloit le remède de *Bellet*, qui n'est qu'une dissolution de mercure par l'acide nitreux, donnée sous forme de sirop. *Bordeu* prescrivoit aussi, avec l'usage du mercure, celui des eaux de Barèges, tant intérieurement qu'extérieurement (2); et cette pratique a été souvent

____

(1) Note à la consultation xxxiv, liv. iii.

(2) *Voyez* une dissertation de cet habile médecin, dans le volume iii de l'Académie de Chirurgie, pag. 47.

couronnée des plus heureux succès (1) du temps de *Bordeu* (2), et depuis (3). N'est-il pas étonnant, après cela, que *Sauvages*, contemporain de *Bordeu*, parlant des écrouelles ordinaires (*scrophula vulgaris*), qu'il dit de plus provenir souvent de parens affectés du vice vénérien (4), ne prescrive pas le mercure, et qu'il recommande dans ces mêmes cas l'usage interne de l'extrait de ciguë, depuis la dose d'un grain jusqu'à celle d'un gros ? N'est-il pas surprenant, dis - je, qu'il ne parle pas du mercure, dont tant de médecins avoient fait connoître l'efficacité en pareil cas ? N'est-ce pas parce que ce célèbre médecin avoit un penchant reconnu pour adopter les re-

---

(1) *Voyez* les observations ci - dessus.

(2) Son père, médecin célèbre, et ensuite son frère, qui ont été long-temps les médecins ordinaires des eaux de Barèges, ont fait connoître un grand nombre de cette sorte de guérisons.

(3) Les citoyens *Borgella* et *Clarac*, auxquels l'administration des eaux a été confiée après eux, ont traité avec le plus grand succès une infinité de maladies de ce genre.

(4) *Nosol. Method. classis X, cachexiæ, tubera scrophula X X I.*

mèdes nouvellement proposés ? Et son exemple n'est-il pas encore trop imité ? Combien de remèdes n'a-t-on pas abandonnés, pour leur en substituer d'autres plus nouveaux, mais moins efficaces ! J'ai donné l'extrait de ciguë à plusieurs enfans atteints du rachitisme scrophuleux, sans aucun succès ; il n'en est pas de même des préparations mercurielles, qui m'ont très-fréquemment réussi, sur-tout lorsque j'en ai combiné l'usage avec les anti-scorbutiques, soit sous forme de sirop, ou encore mieux lorsqu'elles étoient mêlées avec les sucs bien dépurés de cresson et de cochléaria : mais ces succès sont d'autant plus certains, que les enfans qu'on traite sont jeunes, et que le mal est récent ; car quand les sujets sont plus âgés, et que les os ont pris leur accroissement, le traitement alors suffit tout au plus pour borner les progrès du mal ; et ce n'est pas un léger avantage.

Les vésicatoires, les sétons, les cautères, le moxa (1), secondent merveilleusement

____

(1) *Usus remedii ibi est frequentissimus........... ob dolores antiquos, ex frigidorumque humorum defluxu obortos, aut à simplici frigidâ intemperie.* Voyez *Prosp. Alpin. de med. ægypt.* page 97.

les effets des remèdes, ou plutôt ils sont eux-mêmes des moyens efficaces de guérison, mais réunis avec les remèdes intérieurs; car seuls ils auroient peu d'effet: détournant au-dehors les humeurs hétérogènes, ils en délivrent d'autant le corps, tandis que les remèdes intérieurs en tarissent la source, et en détruisent la cause d'une manière encore inconnue, et qui vraisemblablement le sera toujours. J'ai fait ouvrir avec succès un et même deux cautères à de très-jeunes enfans, qui éprouvoient un commencement de déviation de l'épine et de gonflement dans les os; ils les ont portés jusqu'à un âge un peu avancé, et ils ont été alors délivrés et du mal et du remède.

Ces cautères ont été supprimés sans inconvénient, après l'usage de quelques boissons légèrement diaphorétiques, et quelques doux purgatifs, qu'on réitéroit encore après leur exsication. D'autres, qui portoient depuis long-temps ces cautères, sont allés à des eaux minérales, principalement à celles de Barèges, pour les faire tarir pendant leur usage.

Très-souvent trouvant des obstacles dans

les familles pour établir un cautère aux enfans, j'ai tâché d'y suppléer par le vésicatoire; mais souvent aussi j'ai cru ce vésicatoire préférable au cautère; et c'est lorsque le rachitisme provenoit du virus scrophuleux : alors non-seulement, comme les
cautères, les vésicatoires évacuent et dévient des os l'humeur délétère, mais encore, moyennant les cantharides qui entrent dans leur composition, ils altèrent,
atténuent, divisent les humeurs visqueuses; absorbées dans la masse des humeurs,
les cantharides en augmentent la fluidité,
soit qu'elles agissent sur elles chimique-
ment, soit qu'elles stimulent le systême
vasculaire, d'où il résulte nécessairement
une augmentation dans leur action systaltique, et par conséquent une accélération
dans la circulation des humeurs, ce qui
en diminue la viscosité, et facilite leur
dépuration.

L'avantage des vésicatoires avec les cantharides, dans le cas des engorgemens scrophuleux, est démontré par tant d'observations, qu'il est peut-être superflu de citer
les nôtres; cependant, comme en matière
de physique on doit plutôt s'en rapporter

à ses propres expériences qu'à celles d'autrui, nous rappellerons ici celles qui sont exposées plus haut, (observations C, D, E, F, G, H, I), et dont j'eusse augmenté facilement le nombre, si j'avois eu le soin de les recueillir à proportion que la pratique m'en a fourni les occasions.

Les jeunes personnes dont il est question (observations H, I), avoient d'autant plus besoin des remèdes divisans et atténuans, qu'indépendamment des altérations des os dont elles étoient atteintes, et qui pouvoient augmenter de la manière la plus dangereuse, comme cela est arrivé à celles dont il est fait mention (observations I, II, III, IV), il y avoit en elles des congestions scrophuleuses, qui produisoient (observation H) par la compression des vaisseaux lacrymaux un écoulement de larmes, et que dans la jeune malade (observation I), il y avoit un épanchement de matière lymphatique dans la chambre antérieure des yeux.

La circulation des humeurs lymphatiques et celle du sang, gênée dans tous les vaisseaux, peut-être interceptée dans plusieurs par un effet de la compression que les con-

gestions lymphatiques, dans le tissu cellulaire, exerçoient sur eux, ou qu'ils exerçoient les uns sur les autres par excès de
plénitude, a dû reprendre son libre cours,
lorsque ces congestions ont diminué par
l'effet des remèdes atténuans et divisans.

Les points ni les vaisseaux lacrymaux
n'ont plus été comprimés (observation K),
et les larmes ont pu les pénétrer et couler
dans le nez. Par la même raison, les vaisseaux hyaloïdes de la jeune personne (observation I) ont pu remplir leurs fonctions,
et absorber l'humeur stagnante dans la
chambre antérieure des yeux, et l'eau limpide a pris la place de la lymphe. Il faut
que ces humeurs, nommées froides, reçoivent, s'il est possible, des remèdes un degré d'atténuation, de chaleur, qui leur
donnent du mouvement, et facilitent la résolution, la dépuration et l'évacuation. Or
c'est sans doute ce qu'ont fait ceux qui ont
été employés dans les cas cités, puisqu'ils
ont eu des succès si heureux.

Les congestions pulmonaires ont été également détruites, en même temps que les
os de la poitrine acquéroient un surcroît
de développement, ou, si l'on veut, les

parties contenues dans cette cavité ont perdu de leur volume par la destruction des congestions dont elles étoient pleines, tandis que les parties contenantes se sont développées (observations A, K); en un mot, rien ne réussit mieux contre les engorgemens scrophuleux, que les remèdes mercuriaux unis aux anti-scorbutiques, soutenus encore de l'usage des exutoires, et même des eaux minérales, sur-tout celles de Barèges.

Mais lorsqu'il est instant de prévenir ou de détruire l'action de l'humeur délétère sur une partie quelconque, sur les os spongieux, tels que les extrémités des os longs, les corps des vertèbres, alors rien n'est plus favorable que de recourir au séton, au cautère sur la partie même affectée, enfin au moxa, en faveur duquel l'expérience a heureusement prononcé plusieurs fois.

Rien ne remplace le moxa lorsque les vertèbres sont menacées d'altération rachitique; la carie en étant si souvent la suite, il faut alors pour la prévenir, s'il est possible, attirer promptement au dehors, par l'exutoire, l'humeur délétère qui tend à se porter dans leur substance spongieuse, en même temps que des remèdes pris intérieurement agissent pour corriger, pour détruire le vice qui la produit.

J'ai vu dans deux jeunes sujets, chez lesquels la sixième apophyse épineuse, des vertèbres dorsales faisoit depuis quelque temps une légère saillie, mais sans accidens notables, survenir en peu de temps une bosse pointue considérable ; le corps se plioit en avant, tellement, que ces deux malheureux enfans ne pouvoient plus marcher sans être soutenus ou par le bras d'un aide, ou sans le secours d'une petite canne; lorsqu'ils étoient dépourvus de ces appuis, ils marchoient précipitamment, très-ployés, pour aller promptement reposer leur poitrine sur une table ou sur un fauteuil.

Ces malheureux enfans se plaignoient de vives douleurs dans les régions lombaires, souvent dans tous les membres, et à diverses reprises ; leurs extrémités maigrissoient et pâlissoient ; leurs muscles devenoient plus flasques. Les extrémités inférieures ont commencé par être affectées, et les vertèbres ont continué de se ployer en devant ; la bosse est devenue plus pointue, et les enfans ont terminé par ne pouvoir plus marcher. La fièvre lente survenoit; la diffi-

culté de respirer croissoit de plus en plus;
le visage et les extrémités devenoient stéatomateux ; le dévoiement avoit lieu. Des
mouvemens convulsifs , et de vives douleurs terminèrent enfin les jours de ces
malheureux enfans.

Sans doute que la carie a été la cause de
la mort de ces deux jeunes individus,
comme elle a été celle de la mort de l'enfant dont il a été fait mention précédemment (1). Or il paroît alors que le remède
le plus efficace, et qui eût agi le plus
promptement, eût été le moxa : mais sans
doute qu'il eût fallu y recourir avant que
le tissu spongieux des vertèbres eût été
affecté; car il semble, lorsque les premières
impressions de ce genre ont lieu , qu'il
est presque impossible d'en empêcher les
rapides progrès.

Sans doute que si *Pott* et d'autres chirurgiens anglais ont opéré des merveilles,
comme on le dit, en pareil cas, c'est qu'ils
n'ont pas tardé, comme on le fait en France,
à recourir au moxa. Mais nous dirons encore que ce remède extérieur , quelque

______

(1) Partie première, article second, observation IV.

puissant qu'il soit, ne doit être administré
que concurremment avec les remèdes internes, et que nous croyons que les anti-
scorbutiques, unis aux mercuriaux, sont
d'une efficacité remarquable, mais toujours
administrés avant que la carie ait atteint
en aucune manière le tissu spongieux des
os ; car alors nous n'oserions compter sur
l'efficacité d'aucun remède, pour soustraire
le malheureux enfant à la mort affreuse
dont il doit être inévitablement la triste
victime.

ARTICLE TROISIÈME.

Du Rachitisme occasionné par le Vice Scorbutique.

En 1773, j'ai vu, au village de Roissy en France, une jeune fille de dix ans, dont la taille étoit un peu courbée, et dont le genou droit étoit énormément tuméfié : on distinguoit par la dureté et par les inégalités de la tumeur, qu'elle étoit l'effet du gonflement de l'extrémité inférieure du fémur et de l'extrémité supérieure du tibia, et nullement de celui de la rotule. La dureté de cette tumeur n'étoit cependant pas égale par-tout ; car il y avoit des endroits de sa circonférence dont les parois paroissoient ramollies comme de la cire. Les autres parties du fémur et du tibia paroissoient en bon état.

Cependant la peau des jambes, surtout sur les faces antérieures des deux tibia, étoit couverte de taches brunes comme des ecchymoses ; les gencives étoient gonflées : il en suintoit du sang

noirâtre

noirâtre et dissous. Les dents vacilloient
dans les alvéoles ; plusieurs étoient déjà
tombées.

Cette enfant éprouvoit de vives douleurs
dans diverses parties du corps, et dans les
articulations, sur-tout dans le genou gonflé, et encore dans l'autre, où on ne distinguoit aucune altération ; ces douleurs
étoient quelquefois fugaces, passagères ;
d'autres fois elles duroient fort long-temps ;
elles étoient un peu plus vives le soir et
pendant la nuit, que dans les autres heures du jour. Du reste, cette jeune malade
n'avoit aucun gonflement dans les glandes
du cou, ni dans celles des aisselles, ni
dans celles des aines ; elle avoit seulement
la région du foie un peu tuméfiée, sans
être dure, ni douloureuse ; elle alloit difficilement à la garde-robe, et elle avoit fort
peu d'appétit.

La couleur de son teint étoit un peu
jaune, et ses urines étoient rouges. Le
père et la mère de cette enfant jouissoient
de la meilleure santé.

D'après les informations que je pris sur
les causes qui pouvoient avoir occasionné
cette maladie, je crus qu'elle pouvoit pro-

venir de ce qu'on avoit fait coucher long-
temps l'enfant dans un lieu très-humide;
ce qui avoit donné lieu au vice scorbutique, bien démontré par l'état des gencives
et par les taches à la peau, lequel avoit affecté les os de la manière que je viens de
l'exposer.

Je portai le pronostic le plus fâcheux.
Cependant je conseillai l'usage des anti-
scorbutiques, dont l'enfant fit un long usage
sous diverses formes, mais sans aucun succès. Pouvoit-il y avoir des remèdes contre un pareil mal, et qui avoit fait de si
grands progrès? La maigreur augmenta;
la fièvre fut continue, et le dévoiement qui
survint fut l'avant-coureur de la mort.

On n'a point fait l'ouverture de ce corps.

Je me suis servi pendant plusieurs années, au collège de France, pour mes démonstrations, du squelette d'un homme
d'environ trente ans, dont l'épine étoit très-
déviée. Cet homme étoit mort à Bicêtre,
en 1772, d'où son cadavre fut porté à mon
amphithéâtre public pour les démonstrations; et comme il étoit d'une rare construction, je voulus que mon prévôt en fît
un squelette. Il avoit le foie extraordinai-

rement gros, les gencives très-gonflées, et
le corps couvert de taches brunâtres, qui
pouvoient bien avoir été très - noires pendant la vie. Les os du palais étoient très-
ramollis.

J'appris, par le récit qui me fut fait de la
maladie dont cet homme étoit mort, qu'il
étoit devenu bossu après avoir éprouvé les
symptômes du scorbut le plus affreux, sur-
tout de très-vives douleurs dans la région
des vertèbres dorsales inférieures, et des
vertèbres lombaires supérieures.

Les corps des dixième, onzième et dou-
zième vertèbres dorsales, et les trois premières lombaires, n'avoient pas leur forme
ordinaire ; leur substance étoit ramollie
dans le milieu ; ils avoient en avant moins
de hauteur qu'en arrière, sur-tout la der-
nière vertèbre dorsale et la première lombaire : j'en eusse plus particulièrement
examiné la structure, si je n'eusse voulu
faire un squelette de ce corps.

J'ai appris que le traitement par les
frictions, réuni aux anti - scorbutiques,
crainte qu'il n'y eût quelque vice vénérien caché, avoit été administré à ce ma-

lade , mais sans qu'on eût pu en obtenir aucune espèce de succès.

J'ai vu les anti - scorbutiques produire des effets plus heureux, dans une circonstance remarquable. Le citoyen Pean, entrepreneur des voituresde la ci - devant cour , me consulta la première année de la révolution. Il avoit une jambe horriblement gonflée , et ulcérée à la malléole externe ; plusieurs esquilles en étoient déjà sorties ; le corps du tibia étoit gonflé , inégal , raboteux extérieurement , et le malade y éprouvoit de vives douleurs. La jambe et la cuisse étoient gonflées , et la peau de cette jambe sur-tout étoit couverte de taches jaunâtres, brunes, et même noires.

Le ventre étoit dur , principalement la région du foie; les gencives étoient sanguinolentes, et en général toute l'habitude du corps étoit cachectique. La respiration étoit gênée, avec des quintes de toux très-fatigantes ; ses crachats étoient abondans, visqueux , gluans et grisâtres. Le malade étoit cependant sans fièvre , ou s'il en avoit éprouvé , ce n'étoient que de très - légers frissons , suivis d'un peu de chaleur et d'une petite moiteur, qui n'ont eu aucune suite.

Tel étoit l'état du malade lorsque je fus appelé. J'appris que le citoyen *Desault*, chirurgien de l'hôtel-dieu, lui donnoit des soins depuis long-temps, et qu'il avoit résolu, ne pouvant obtenir la guérison de la jambe, de lui en faire l'amputation. Ce malade me dit ne vouloir s'y soumettre que lorsqu'elle seroit décidée par une consultation avec le citoyen *Desault*. Je promis de m'y rendre lorsqu'elle seroit indiquée. Je conseillai, en attendant, au citoyen Pean de prendre tous les jours quatre onces de vin anti-scorbutique, deux onces le matin, et deux onces le soir. Je lui prescrivis pour boisson ordinaire une tisane avec la racine de persil, le cerfeuil, à laquelle on ajouteroit de l'oxymel scillitique, à dose assez forte, mais sans exciter des nausées.

Ce traitement fut suivi pendant quinze jours, que le malade retarda la consultation, peut-être par crainte que l'amputation ne fût décidée. *Desault*, après m'avoir démontré le mauvais état de la jambe, après avoir sondé les ulcères en ma pré-

K 3

sence , et m'avoir bien prouvé que le tibia étoit carié à son extrémité inférieure ,
conclut pour l'amputation de la jambe.
Quant à moi , considérant que le malade
étoit dans un état de cachexie générale ,
que la région du foie étoit prominente et
dure , que le malade éprouvoit de la difficulté à respirer, mais un peu moins que
lorsque je l'avois vu pour la première fois ,
je ne pus être de cet avis. Je dis que le
malade étoit réduit à un tel état, qu'il
falloit autant s'occuper de sa maladie générale que de sa jambe ; et après quelques
discussions , *Desault*, concluant que le
malade n'étoit pas plus mal qu'il ne l'étoit
lorsqu'il avoit parlé de l'amputation pour
la première fois , consentit à retarder encore l'amputation d'une quinzaine de jours.

Cependant, dans cet intervalle de temps ,
deux ou trois petites esquilles sortirent de la
plaie ; le malade urina plus abondamment ,
cracha beaucoup ; sa respiration devint plus
libre. On crut devoir appeler le citoyen
Pelletan pour consulter avec moi. Nous
crûmes qu'il étoit avantageux de continuer
encore l'usage des anti-scorbutiques et des
apéritifs , qui avoient commencé d'opérer

d'heureux effets : le malade prit tous les jours huit onces de suc extrait du cresson et du cerfeuil, dont on faisoit trois doses, dans chacune desquelles on ajoutoit une once de vin anti-scorbutique du *codex*, et dix grains de terre-foliée de tartre. Ce traitement fut suivi des plus heureux succès ; l'état de cachexie diminua à vue d'œil, la région du foie devint plus souple ; les urines furent plus abondantes, les digestions meilleures ; le malade respira plus facilement; les gencives furent moins gonflées ; les taches de la jambe diminuèrent, et les chairs de la plaie eurent un moins mauvais aspect; enfin, pour abréger ce détail, moyennant ce traitement interne qui fut très-long-temps continué, et avec les pansemens locaux bien conduits, le malade fut parfaitement soulagé.

Le citoyen Pean s'est heureusement servi depuis de sa jambe, aussi bien que de celle qui n'avoit pas été malade ; mais six ans après, soit qu'il n'en ait pas pris assez de soin, sur-tout qu'il ait négligé de faire usage des anti-scorbutiques, qui lui avoient si bien réussi, et que je lui avois conseillé de continuer long-temps, il vient d'éprouver des accidens très-graves ; les plaies de la jambe se sont rouvertes ; des esquilles en sont sorties : on a craint d'être forcé de recourir à l'amputation ; heureusement on a pu l'éviter encore.

Dans les personnes dont nous venons de parler, le vice scorbutique étoit trop bien prononcé pour qu'on pût le méconnoître ; mais il se présente dans la pratique des cas où cette distinction n'est pas si facile. Le virus scorbutique est-il essentiel, ou est-il secondaire ? Ce qu'il y a de certain, c'est qu'il termine souvent par se joindre au rachitisme. J'ai vu des enfans qui étoient dans un tel état, qu'on n'auroit pu décider de quel virus dépendoit le rachitisme dont ils étoient atteints. Ils avoient les gencives gonflées, et des taches à la peau, comme les scorbutiques ; mais les glandes des aines, des aisselles et du cou, étoient gonflées comme dans les scrophuleux, en sorte que la réunion des vices scorbutique et scrophuleux n'étoit pas équivoque. En pareil cas, j'ai cru devoir conseiller les anti-scorbutiques, pour commencer le traitement, afin de parvenir ensuite à celui des mercuriaux, conjointement avec eux.

En général, j'ai remarqué que les mercuriaux ne réussissoient pas lorsque le scorbut étoit prononcé , à moins que le mal primitif ne fût réellement vénérien : mais, dans le véritable scorbut, j'ai plusieurs fois observé que les mercuriaux étoient nuisibles ; et, quand les deux vices m'ont paru se réunir pour affecter les os , j'ai cru d'abord devoir combattre le vice scrophuleux par les remèdes appropriés ; et lorsque je voyois qu'ils avoient opéré un bon effet , je les réunissois aux mercuriaux, dont bien loin de diminuer l'efficacité, ils augmentent l'énergie. Il n'y a point ici de réciprocité : le mercure nuit aux personnes qui ne sont affectées que du scorbut , mais les remèdes anti scorbutiques, réunis au mercure , sont très-efficace aux scrophuleux.

Le vice scorbutique agit quelquefois sur les os , de telle manière qu'il les ramollit et les gonfle extraordinairement ; c'est ce qui est prouvé par les observations des médecins , et par celles que nous venons de rapporter.

Les effets du scorbut se déploient principalement sur la partie spongieuse des os.

J'ai trouvé dans quelques sujets que j'ai
ouverts, et qui avoient éprouvé les symptômes du scorbut le plus complet, les vertèbres tellement rongées intérieurement
dans leur corps, qu'il y avoit en elles des
cavités très - considérables, seulement recouvertes par la lame extérieure, très-amin-
cie : on ne pouvoit comprendre, en voyant
une pareille destruction, qu'elles eussent
pu opposer assez de résistance au poids et
aux efforts du corps, pour ne pas s'écrou-
ler ou s'affaisser subitement.

Bertin, qui a si bien décrit les os dans
l'état naturel, a observé une pareille altération dans le corps des vertèbres de plusieurs
sujets qu'il a disséqués. J'ai trouvé, dit
ce célèbre anatomiste, « la face extérieure
des vertèbres peu différente de l'état naturel, pendant que tout l'intérieur n'offroit
qu'une vaste caverne, partagée par quelques cloisons irrégulières, et dont la consistance étoit très - molle ».

Bertin a plusieurs fois sondé ces grandes
cavités intérieures, en introduisant un stylet
par deux trous, dont la face postérieure du
corps de chaque vertèbre est percée ; ces sinus ou cavités intérieures sont quelquefois

annoncés par de grandes porosités, que l'on apperçoit sur la surface antérieure du corps des vertèbres. Il est certain, continue *Bertin*, « que des sauts, des chutes, de grands efforts, des inflexions de l'épine un peu forcées, auroient été capables d'écraser les vertèbres de ces sortes de personnes » ; et je ne doute nullement que cette structure ne donne lieu à plusieurs maladies, aussi fâcheuses qu'elles sont peu connues.

L'affaissement des vertèbres, au lieu de se faire d'une manière si prompte que *Bertin* l'appréhende , se fait ordinairement peu - à - peu et d'une manière insensible : en quelques sujets il faut des années avant qu'il soit complet, et en d'autres quelques mois suffisent. Les corps d'une ou de plusieurs vertèbres disparoissent presque antérieurement , et tellement, que les coussins cartilagino - ligamenteux parviennent à se toucher presque par leur face arrondie antérieure.

Les corps mêmes des vertèbres perdent extraordinairement de leur hauteur à leur face postérieure, et l'ouverture qu'ils forment pour la construction du canal vertébral, se déforme, se rétrécit. J'ai vu, dit encore *Bertin*, les parties antérieures des corps de quatre à cinq vertèbres tellement diminuées, que, mesurés par-devant, ils n'excédoient pas la hauteur ordinaire d'une vertèbre, pendant que les corps de ces mêmes vertèbres avoient conservé, du côté du canal de l'épine, leur hauteur et leur dimension naturelles. Mais cela n'est rien moins que constant, comme le résultat de nos observations l'a bien prouvé, et encore comme *Bertin* le dit lui - même ; et nous aimons à rapprocher son opinion de la nôtre.

J'ai vu, dit *Bertin*, des squelettes de sujets fort vieux, dans lesquels le canal de l'épine avoit perdu dans certains endroits une partie de sa cavité. J'ai préparé plusieurs squelettes rachitiques, et j'ai trouvé dans un sujet la figure du canal si changée, et la moelle de l'épine tellement comprimée, qu'il est très-difficile de comprendre comment il a pu vivre si long-temps avec de telles difformités (1).

Les observations de *Bertin* ont été confirmées par les exemples que nous avons

____

(1) Bertin, Ostéol. tome III, page 86.

recueillis , et que nous avons rapportés précédemment. Mais ce ne sont pas les seuls corps spongieux des vertèbres qui soient exposés à de pareilles altérations. Les os longs ont quelquefois leurs extrémités tellement creusées sous la foible lame qui les recouvre, qu'elles sont pleines de cavernes, seulement séparées par quelques filets osseux, ou par quelques plaques de même substance, qui se portent du centre à la circonférence ; elles servent d'étaie à la lame extérieure de l'os : on est surpris, en les considérant, qu'elles ayent pu résister à la seule pression du corps.

Mais sans doute que les étaies affoiblies laissent insensiblement affaisser la lame extérieure de l'os, puisque, dans divers cadavres dont les extrémités osseuses étoient affectées, je les ai trouvées beaucoup plus petites qu'elles ne devoient être, proportionnellement à la cavité destinée à les recevoir, bien plus ample qu'il ne convenoit (1).

Mais cette diminution dans les têtes os-

---

(1) *Voyez* plus bas l'article où il est question des vices de la cavité cotyloïde.

seuses des os , par l'effet du rachitisme
scorbutique, ou autre, est bien plus rare,
que leur gonflement, qui devient quelquefois si grand , tantôt en même temps que
la substance spongieuse subjacente se dilate , pour ainsi dire, en se raréfiant, les
creux des cellules augmentant de plus en
plus , et tantôt en même temps que cette
substance osseuse conserve sa densité ordinaire , ou même qu'elle devient plus solide par le moyen d'une substance plus ou
moins compacte qui s'y dépose ; substance
qui est elle - même , peut - être d'après sa
diverse nature , sujette à plusieurs altérations.

ARTICLE QUATRIÈME.

Du Rachitisme après des Éruptions à la Peau.

Ce n'est pas seulement par les causes dont nous avons déjà parlé que les os peuvent être affectés dans leur structure et dans leur configuration ; les observations ont encore souvent prouvé que des enfans étoient devenus rachitiques après la rougeole, la petite vérole, la galle, et même après une prompte disparition de la gourme, ou même parce qu'ils ne l'avoient pas eue en assez grande quantité et pendant assez de temps.

J'ai rapporté, dans le *Traité de la Phthisie Pulmonaire*, l'histoire d'un enfant de madame de Coigni, chez lequel, après une rougeole irrégulière, suivie de divers accidens, les apophyses mastoïdes des temporaux, ainsi que d'autres os spongieux, furent trouvés ramollis comme de la cire ; et ce fait n'est pas le seul de ce genre que je pourrois rapporter, si j'avois pu faire ouvrir tous les enfans dont j'ai eu connoissance, qui sont morts affectés du

rachitisme après des malheureuses rou-
geoles.

Mais ils seroient bien moins nombreux
que ceux que les dissections anatomiques
m'ont mis à portée de remarquer dans des
enfans morts de la petite vérole, peut-être
parce que les taches véroliques à la peau,
qui se conservent si lon-gtemps, ne me laissoient aucun doute sur la nature de la maladie qui avoit occasionné le ramollissement
des os, au lieu que celles de la rougeole
étant peu marquées, ou nullement appa-
rentes dans les cadavres portés dans l'amphithéâtre, je ne pouvois alors reconnoître
la cause première du ramollissement des
os : quoi qu'il en soit, on ne peut douter
que le virus de la rougeole n'occasionne
fréquemment le rachitisme, ainsi que celui de la petite vérole.

J'ai trouvé les os des enfans, et ceux
même des adultes, qui étoient morts de la
petite vérole, très-ramollis, et non-seulement les os spongieux des mâchoires, mais
encore les corps des vertèbres, le sternum,
les os du carpe, les extrémités des os longs,
et, bien plus, les os les plus solides du
corps. L'apophyse pierreuse du temporal
étoit

étoit ramollie comme un cartilage, dans un enfant de douze ans mort de la petite vérole.

Dans cette maladie toutes les parties solides du corps perdent de leur ténacité, les chairs comme les os, et les membres restent flexibles après la mort. Le ramollissement paroît alors général ; mais celui des os, d'une texture naturellement si ferme, frappe davantage : ce qui est bien différent de l'affection des rachitiques, puisque chez eux les muscles sont souvent d'une aridité extrême, et racornis. *Mayou* croyoit que c'étoit même à cette différence d'accroissement qu'il falloit attribuer la courbure des os ; et il est certain qu'il y a dans la plupart des rachitiques un tel changement dans la texture des os et des muscles, que les premiers sont plus mous, et les autres plus durs et plus courts ; et cela est bien remarquable, et bien différent de ce que l'on observe après la petite vérole, qui produit un ramollissement général des parties, mais cependant point proportionné à leur dureté primitive, car les os deviennent quelquefois bien plus mous que les muscles eux-mêmes.

On n'est pas toujours assuré d'empêcher

L

les virus morbilleux et vérolique d'affecter les os, en suivant le meilleur et le plus prompt traitement. Nous avons cependant quelquefois obtenu de bons effets des vésicatoires, remplacés bientôt par le cautère, des boissons diaphorétiques, des anti-scorbutiques, sous forme de sirop, ou des sucs même des plantes, dont l'usage étoit suivi de celui du lait d'ânesse, ou autre laitage seul, ou mêlé encore avec les anti-scorbutiques, sur-tout lorsque les gencives étoient gonflées, ou qu'il y avoit des taches à la peau.

Pendant le cours du traitement, les enfans prenoient utilement quelques bains tièdes ; j'avois aussi le soin de leur prescrire de temps en temps un doux purgatif, sur-tout aux enfans qu'on avoit négligé de purger après la rougeole, ou après la petite vérole.

Le rachitisme a été aussi la suite fâcheuse des gales mal traitées, ou dont l'éruption a été irrégulière ou incomplète. *Frédéric Hoffman* en rapporte un exemple cité par *Sauvages* (1), et l'on en trouve dans les auteurs beaucoup d'autres qu'il est inutile

____

(1) *Nosol. Classis* x, *ordo* iv, *art.* v.

de citer, puisqu'on a tous les jours sous les yeux des enfans, devenus rachitiques après des gales de mauvaise nature, ou qui ont été mal traitées.

En pareil cas, les préparations antimoniales, le kermès minéral, les tablettes de *Kunkel*, l'antimoine cru avec une partie de son soufre, les sucs des plantes chicoracées, le cautère, les bains tièdes, et un régime presque tout végétal, ont eu les plus heureux succès. J'ai aussi rendu la gale à deux enfans, en leur faisant mettre la chemise d'un galeux, mais sans aucun avantage.

Ce traitement cependant a eu plusieurs fois d'heureux succès, sur-tout lorsque les viscères du bas-ventre n'étoient pas atteints d'obstructions considérables ; car alors le mal rachitique est incurable : du moins j'en ai vu périr trois enfans. L'un d'eux, dont l'épine étoit horriblement contournée, qui avoit le bas-ventre gonflé et très-dur, avoit été atteint de la gale en nourrice, et n'en avoit jamais été bien guéri ; il est mort à l'âge de cinq ans, après avoir éprouvé tous les symptômes de l'hydropisie de poitrine : il n'a point été ouvert.

On doit encore compter parmi les causes du rachitisme la répercussion de plusieurs autres maladies de la peau, comme l'érésipèle, la teigne, les dartres. Or il n'est pas douteux alors que les meilleurs remèdes ne soient ceux qui pourront rappeler l'humeur délétère à la peau, qui est son véritable siége, et où la nature, souvent seule, et quelquefois aidée par l'art, la dépure et la détruit.

En pareil cas, on doit 1°. promptement appliquer le vésicatoire, autant que cela se peut, sur le lieu, ou au moins le plus près possible de l'endroit de la peau où l'éruption s'est faite, sinon dans les endroits qui ont le plus de correspondance, par le tissu cellulaire, avec les parties sur lesquelles la métastase a lieu.

2°. Il faut prescrire les infusions théïformes de fleurs de bourrache, de sureau, ou les décoctions des bois sudorifiques de squine, de salsepareille, si la fièvre et le tempérament du malade ne s'y opposent pas.

3°. On prescrit aussi les remèdes dépuratifs, tels que les sucs des plantes borraginées, mêlés avec les anti-scorbutiques.

4°. Les préparations antimoniales peuvent être aussi d'une grande utilité.

5°. On remplace les vésicatoires par le cautère, que l'enfant porte plus ou moins long-temps.

6°. Le lait d'ânesse, lorsqu'il n'y a point d'engorgement dans les viscères du bas-ventre.

7°. Les bains domestiques, légèrement dégourdis, seront utiles, et même l'usage de quelques eaux thermales.

8°. Ce traitement aura un succès d'autant plus prompt et plus complet, qu'il sera secondé d'un régime et des exercices convenables.

Les fleurs martiales de sel ammoniac que nous avons prescrites dans cette espèce de rachitisme, comme dans quelques autres, ne nous ont pas paru produire aucun effet particulier.

L 3

ARTICLE CINQUIÈME.

Du Rachitisme avec Engorgement des Viscères du Bas-Ventre.

OUVERTURES DES CORPS.

OBSERVATION PREMIÈRE.

La citoyenne Boisandré, demeurant rue Helvétius, ci-devant Sainte-Anne, me consulta, en 1787, pour une de ses filles, âgée de quatre ans et demi, dont la taille commençoit à se tourner; elle étoit maigre, et avoit le bas-ventre gonflé et renitent, surtout vers le foie; sa peau étoit rude, sèche, dure. J'appris que cette enfant avoit été nourrie à la campagne, qu'elle n'en avoit été retirée que fort tard, et que le médecin ordinaire, qui avoit été frappé de sa maigreur, avoit conseillé de la nourrir avec du lait, dans lequel on ajouteroit encore ou du pain, ou du ris, ou de la farine de pommes de terre; mais que, bien loin d'engraisser, cette enfant avoit maigri de plus en plus.

Cependant les extrémités des os longs, ceux du carpe, se gonflèrent ; les os de la poitrine ne prirent pas un accroissement régulier : aussi cette cavité me parut-elle plus petite, et sur-tout moins évasée vers le bas, qu'elle n'auroit dû l'être. L'épine étoit ployée, de manière que les vertèbres cervicales faisoient une courbure, dont la convexité étoit à gauche, et la concavité à droite ; la tête penchoit sur l'épaule de ce côté ; les vertèbres dorsales, au contraire, étoient tournées de manière que la portion de l'épine, qu'elles forment par leur réunion, étoit déjetée latéralement, la convexité à droite, et la concavité à gauche ; la courbure de la portion lombaire de l'épine étoit courbée dans le même sens de la portion cervicale.

Je proscrivis à cette enfant les boissons apéritives, telles que la décoction légère de garance, des bouillons avec les racines de patience, d'éclaire, de pastilles antimoniales de *Kunkel*, l'eau de rhubarbe, le sirop de cinq racines apéritives, le sirop anti-scorbutique, les sucs des plantes chicoracées et anti - scorbutiques, avec les cloportes écrasés en vie, à la quantité de cent par jour, les eaux de Vichy, &c.

Mais, malgré ces remèdes continués plus d'un an, et secondés d'un régime presque tout végétal, d'un cautère qui fournissoit une abondante suppuration, la malade dépérit de plus en plus ; la fièvre lente s'alluma ; elle toussa, et sa respiration devint très-pénible ; sa voix s'éteignit ; le dévoiement survint ; les jambes s'enflèrent, et la jeune malade mourut dans le marasme le plus complet.

A l'ouverture du corps, qui fut faite par *Desault*, et à laquelle j'assistai, nous trouvâmes les glandes du mésentère plus grosses et plus dures qu'elles ne le sont ordinairement même à cet âge.

Le foie étoit d'un très-gros volume, et, en quelques endroits, plus dur qu'il ne l'est naturellement ; sa couleur étoit noire, surtout à sa face inférieure et concave.

La rate et l'estomac étoient dans l'état naturel, ainsi que le pancréas.

Le poumon étoit en quelques endroits très - compacte, et comme carnifié ; il y avoit de l'eau épanchée dans la cavité de la poitrine, sur-tout du côté droit, dont le poumon étoit plus rétréci.

(169)

Cette cavité étoit plus petite que l'autre, par le refoulement du diaphragme, effet de l'excès de volume du foie.

La tête étoit plus grosse que dans l'état ordinaire ; et quoique les substances du cerveau ne fussent pas ramollies, même que celle de la moelle alongée fût en quelques endroits plus compacte que dans l'état naturel, il y avoit beaucoup d'eau épanchée dans les ventricules du cerveau, et entre la pie et la dure-mère, ainsi que dans le canal vertébral.

Les os du crâne étoient plus mous qu'ils ne sont ordinairement, tandis que ceux des extrémités étoient plus compactes qu'ils ne devoient être à cet âge; ils avoient, pour ainsi dire, la dureté des os des vieillards.

OBSERVATION II.

Le prince de Salm a perdu deux enfans de la dentition ; ils avoient la tête plus grosse, et les extrémités des os longs un peu plus gonflées qu'elles ne le sont ordinairement : ce qui m'avoit fait craindre qu'ils ne terminassent par éprouver le rachitisme le plus complet.

Ces enfans avoient aussi le bas - ventre

plus gonflé et plus dur que dans l'état naturel, sur-tout la région du foie. On s'est
convaincu, par l'ouverture du corps, que
le foie étoit d'un volume énorme, quoique
sa substance fût dans l'état naturel, tant
pour sa consistance que pour sa couleur;
la rate étoit petite.

Les glandes du mésentère étoient un peu
gorgées, et il y avoit de l'eau dans la cavité abdominale en petite quantité.

Les poumons parurent sains; les os du
crâne n'étoient pas régulièrement ossifiés;
il y avoit de l'eau rougeâtre épanchée entre
la dure et la pie-mère, ainsi que dans les
ventricules du cerveau.

OBSERVATION III.

Le citoyen Dupuis, tailleur, rue de la
Tixeranderie, avoit déjà perdu, par les
convulsions, deux enfans, vers l'âge de
deux ans, qui avoient été nourris à la campagne; craignant de perdre le troisième, le
seul qui lui restât, il crut devoir engager
la mère à le nourrir, d'autant plus qu'elle
jouissoit des apparences de la meilleure
santé, et qu'elle avoit beaucoup de lait.

Je crus devoir prévenir les tristes effets

du rachitisme , en déterminant sa mère nourrice à prendre tous les jours des anti-scorbutiques , soit sous la forme des sucs dépurés , quand la saison le permettoit, soit sous celle de sirop , de sorte que , pendant presque tout le temps de la nourriture , les anti-scorbutiques furent continués.

L'enfant n'avoit aucune dent à dix-huit mois ; peu de temps après cependant parurent les incisives inférieures , et les incisives supérieures vinrent ensuite : mais la canine droite étoit sortie de son alvéole avant l'une de ces dents. A l'âge de vingt-deux mois la canine gauche paraissant faire effort pour sortir , des convulsions survinrent , et enlevèrent l'enfant.

J'en fis l'ouverture avec un médecin, nommé *Michel* , mort depuis docteur-régent de la faculté ; nous reconnûmes un vice marqué dans l'ossification des os du crâne : ils étoient plus épais ou plus minces en divers endroits , qu'ils ne devoient l'être.

La figure du crâne étoit irrégulière , et sa capacité étoit plus petite ; les os pariétaux n'avoient pas leur développement ordinaire , et étoient très-durs ; les angles antérieurs et supérieurs étoient très-aplatis ; la substance du cerveau étoit endurcie, sur-tout cette partie appelée pont de varole, il y avoit de l'eau épanchée dans la cavité du crâne.

Les poumons contenoient une substance stéatomateuse ; le foie avoit une forme irrégulière, et étoit d'un très-gros volume : on y distinguoit en divers endroits des corps globuleux, pleins d'une substance pareille à celle des loupes.

Le mésentère étoit très-épais, et ses glandes fort grosses, comme elles le sont dans la plupart des enfans morts scrophuleux ; l'estomac et les intestins étoient dans leur état naturel.

OBSERVATION IV.

Berthier, rue Vendôme, au marais, dernier intendant de Paris, a perdu plusieurs enfans par des convulsions survenues pendant l'éruption des dents ; ils avoient tous une disposition au rachitisme, tant par la forme et par la grosseur de leur tête, que par le gonflement des épiphyses des os longs ; leur peau étoit aride et sèche ; leur ventre étoit gonflé, et ils avoient presque toujours la bouche pleine d'une salive écumeuse.

L'ouverture de leur corps a démontré que l'estomac et les intestins de ces petits enfans étoient en bon état; mais que leur foie étoit très-gonflé, et d'une substance granuleuse blanchâtre; que la rate étoit plus volumineuse et plus dure, et que les glandes du mésentère étoient très - engorgées, et pleines d'une humeur stéatomateuse;

Que la substance des poumons étoit compacte, et qu'il y avoit de l'eau épanchée dans les cavités de la poitrine et du péricarde;

Que la substance du cerveau, bien loin d'être ramollie, étoit plus ferme que dans l'état naturel, quoiqu'il y eût beaucoup d'eau épanchée entre la dure et la pie-mère, ainsi que dans les ventricules du cerveau.

OBSERVATION V.

Le citoyen Lefèvre d'O** a perdu plusieurs enfans des convulsions, pendant l'éruption des dents, qui étoit tardive et irrégulière, et que les saignées, ni les vésicatoires, ni les bains, ni les potions calmantes, n'avoient pu même soulager.

A l'ouverture de leur corps, on a vu les dents développées dans leurs alvéoles dans un ordre fort irrégulier, les os du crâne très-irrégulièrement endurcis, de l'eau épanchée dans le crâne et dans le cerveau, les apophyses des os longs très-gonflées ; le foie plus volumineux, ainsi que les glandes du mésentère, qui contenoient une humeur stéatomateuse, l'estomac très-ample.

Les mauvaises nourrices avoient donné lieu à tous ces malheurs.

OBSERVATION VI.

Le citoyen Dufour, boulanger, rue de Grenelle Honoré, jouissoit de la meilleure santé, ainsi que sa femme, tous deux âgés de trente à trente-trois ans ; ils avoient perdu trois enfans des convulsions, pendant l'éruption des dents, et ils étoient sur le point d'en perdre un quatrième, lorsqu'ils m'envoyèrent chercher. Mes secours furent inutiles ; l'enfant périt.

J'en fis faire l'ouverture, et l'on trouva les os du crâne très-irrégulièrement ossifiés ; les extrémités des os longs étoient gonflées, le cerveau très-endurci en divers

endroits, le foie volumineux, les glandes
du mésentère obstruées, l'estomac très-
ample.

OBSERVATION VII.

Deux enfans de M. Duchilleau parviennent à l'âge de deux ans avec les dispositions du rachitisme, et meurent des convulsions dans les troubles de la dentition;
ils avoient la tête grosse et d'une forme
irrégulière, la poitrine rétrécie, le foie
gonflé, mais dont la substance paroissoit
dans l'état naturel; les glandes du mésentère étoient saines; l'estomac dilaté; les
poumons étoient blanchâtres, et pleins
de concrétions stéatomateuses.

TRAITEMENS HEUREUX.

OBSERVATION (A).

Un relieur de livres, quartier Saint-Hi-
laire, avoit déjà perdu un enfant allaité à
la campagne, chez lequel l'épine s'étoit
courbée et les extrémités des os longs s'é-
toient tuméfiées, après un gonflement du
bas-ventre, auquel on n'avoit opposé aucune espèce de traitement.

Ce relieur me consulta, dans l'hiver de

1789, pour un second enfant, âgé de vingt-deux mois, qu'on lui ramenoit des environs de Compiègne, où il avoit été nourri. Cet enfant avoit le ventre très-gros et très-dur, sur-tout vers l'hypocondre droit ; il étoit fort maigre ; sa peau étoit rude au toucher ; il avoit les os du carpe très-gonflés ; son épine commençoit à se dévier.

J'interdis l'usage des laitages, et je conseillai d'y substituer les panades faites avec du bouillon aux racines ; je prescrivis de donner à l'enfant des pastilles antimoniales, composées d'environ trois grains d'antimoine cru, bien porphirisé, d'un demi-grain de calomélas, et le reste de sucre. L'enfant prit trois à cinq de ces pastilles tous les jours, pendant près de deux mois ; il but aussi de l'eau de rhubarbe légère pendant quelque temps, dans laquelle on avoit ajouté le suc d'une grande quantité de cloportes écrasés en vie.

On nourrit cet enfant avec la panade dont j'ai parlé, avec des fruits crus ou cuits ; on le baignoit fréquemment, dans de l'eau seulement dégourdie pendant l'hiver, et froide pendant l'été.

Le ventre diminua de volume et de dureté ;

dureté ; la peau fut moins sèche , le pouls plus développé, la respiration moins gênée ; plusieurs dents sortirent de leurs alvéoles, et l'enfant soutint facilement le travail de la dentition ; il prit de nouvelles forces ; son appétit fut meilleur, ses digestions moins imparfaites.

Cependant il continuoit l'usage des remèdes apéritifs, et on avoit le soin de le purger environ tous les mois ; les os du carpe et les extrémités des os longs ne grossirent plus, mais même parurent diminuer de volume ; enfin ce traitement et le bon régime suffirent pour guérir cet enfant.

OBSERVATION (B).

La citoyenne de la Roche, marchande de draps, rue Saint-Denis, avoit perdu deux enfans par la dentition, vers l'âge de dix-huit mois à deux ans; elle en avoit un autre qui avoit éprouvé les plus vives convulsions, et qui étoit très-rachitique : il étoit alors âgé de quatre ans. Un quatrième enfant, âgé de six mois, qui commençoit à se nouer, avoit le ventre très-dur et très-gros.

Sa tête étoit d'un grand volume, et le

gonflement des os du carpe et des extrémités des côtes étoit remarquable.

Le père, âgé d'environ quarante ans, étoit bien conformé, et jouissoit d'une bonne santé; la mère, âgée de trente-quatre ans, étoit petite, grasse, pâle, et avoit l'épine un peu contournée, la tête grosse, les épaules larges, les extrémités des os longs gonflées; en un mot, elle avoit plusieurs marques de rachitisme.

La citoyenne la Roche avoit nourri ses trois premiers enfans, et elle nourrissoit le quatrième dont il est question. Je fus d'avis qu'elle le donnât d'abord à une autre nourrice, et je lui conseillai de la choisir jeune, un peu plus maigre que grasse, dont le lait ne fût pas vieux, et afin de rendre encore son lait meilleur, de lui faire prendre tous les matins trois onces de suc de cresson de fontaine bien dépuré; ce qui fut exécuté pendant environ trois mois, après lesquels, la saison de l'hiver étant survenue, la nourrice prit une once de sirop anti-scorbutique tous les matins.

Cette nourrice, que la mère avoit prise chez elle, vivoit de peu de viande bien choisie, de végétaux, herbes, racines cuites, et de fruits crûs bien mûrs. J'avois aussi conseillé de lui donner pour boisson de la bière, plutôt que du vin ; et ce régime fut exactement suivi.

L'enfant tira un si bon parti de cette nourriture, que son ventre se désenfla.

Les nodosités des os longs diminuèrent. La sortie des dents incisives de la mâchoire supérieure, qui parurent les premières, fut précédée de quelques légers mouvemens convulsifs, qui furent calmés par un léger dévoiement, que l'on aidoit par des boissons adoucissantes et relâchantes, telles que l'eau d'orge légèrement miellée, l'eau de poulet, l'infusion de fleurs de violette, &c.

Le travail de la dentition finit heureusement ; le ventre de l'enfant perdit de son volume et de sa dureté ; les os prirent un accroissement régulier ; enfin l'enfant fut préservé du rachitisme, dont il avoit déjà éprouvé les premiers symptômes.

OBSERVATION (c).

Une enfant de la citoyenne Rouhault avoit, cinq à six mois après sa naissance, les glandes du cou très-engorgées, ainsi

M 2

que celles des aisselles ; sa peau étoit sèche, aride ; son ventre étoit tuméfié, et sur-tout la région du foie ; les extrémités des os longs et celles des côtes sternales étoient gonflées ; les os du carpe commençoient aussi à grossir, et l'épine à se dévier. La mère, la citoyenne Rouhault, jouissoit d'une bonne santé ; mais l'on craignit que la nourrice ne fût pas également saine : on en prit une autre, dont le lait étoit récent.

Elle fit un long usage des anti-scorbutiques, tantôt du suc de cresson dépuré, tantôt du sirop anti-scorbutique ; elle mangeoit peu de viande, toujours bouillie et rôtie, et vivoit presque de légumes. Les glandes lymphatiques de l'enfant diminuèrent de volume et de dureté ; le bas-ventre se désenfla ; l'enfant tetoit abondamment, et mangeoit avec appétit des panades faites avec du bouillon aux racines.

Cependant elle restoit extrêmement petite, grêle, tant par rapport à sa tête, qui étoit d'un petit volume, que par le reste de son corps ; elle étoit parvenue au seizième mois sans avoir encore aucune dent ; les incisives supérieures antérieures parurent vers le dix-septième ; les deux infé-

rieures sortirent de leurs alvéoles bientôt
après. Le dévoiement fut considérable ; mais
il n'y eut pas de symptômes plus alarmans.

Vers l'âge de deux ans parurent les dents
incisives supérieures et latérales, et dans les
vingt-cinquième et vingt-sixième mois les
dents incisives inférieures latérales ; les
quatre canines tardèrent plusieurs mois à
paroître ; enfin l'enfant avoit près de trois
ans, que les dents molaires de lait étoient
à peine sorties.

L'enfant resta toujours délicate et dé-
bile ; mais après cette époque elle se développa, tant pour le physique que pour le
moral. Elle fit un long usage du sirop anti-
scorbutique, des bains presque froids ; les
nodosités des os disparurent ; l'épine prit
la forme la plus régulière ; les épaules n'é-
toient plus inégales en hauteur ; le bas-ventre perdit de son volume et de sa dureté, et
sur-tout la région du foie : l'enfant a pris
ensuite l'accroissement le plus régulier.

O B S E R V A T I O N (D).

La citoyenne Duchilleau, qui avoit déjà
perdu deux enfans par la dentition (*Voyez*
ci - dessus observation VII), voulut confier

M 3

un troisième à mes soins. Cet enfant, alors au quatrième mois, étoit très-gros, il avoit encore la tête plus grosse que le volume de son corps ne le comportoit, et bavoit beaucoup ; il étoit nourri sous les yeux de sa mère, par une nourrice d'environ trente ans, forte, d'un embonpoint extrême, et d'un appétit vorace.

Mon avis fut de lui donner une nouvelle nourrice, qui fût moins forte et plus jeune : on en trouva une plus-fluette, dont le lait n'étoit que d'un mois et demi ; l'enfant la teta fort bien. Je recommandai, malgré cela, qu'on ne donnât à cette nourrice que des alimens légers, peu de viande, et beaucoup de végétaux.

Je conseillai, pour boisson habituelle, de la bière coupée avec de l'eau ; je prescrivis qu'on donnât à l'enfant, tous les jours, une cuillerée à bouche de sirop des cinq racines apéritives, mêlé avec autant de sirop anti-scorbutique ; ce qui fut exécuté plusieurs mois. La nourrice se soumit à prendre, pendant le printems et l'automne, tous les matins à jeun, une once de suc de chiendent, et deux onces de suc de cresson de fontaine mêlés ensemble ; elle eut toujours assez de lait, et bon, puisque l'enfant continua de jouir d'une bonne santé jusqu'à l'éruption des premières dents incisives. La première qui parut fut l'incisive droite moyenne supérieure, après quelques mouvemens convulsifs assez légers ; des sang-sues aux tempes et des bains produisirent un heureux effet : l'éruption des autres dents ne fut pas fâcheuse.

On faisoit fréquemment baigner cet enfant dans de l'eau dégourdie ; on lui tenoit le ventre libre, lorsqu'il ne l'étoit pas, avec de l'infusion légère de feuilles de pêcher, sucrée, ou avec du sirop de violette ; et, soit que ce traitement ait produit des effets réellement utiles, l'enfant a parcouru le temps de la dentition sans de grands orages, et s'est conservé bien portant et bien conformé.

O B S E R V A T I O N (E).

Dans le mois d'octobre 1781, je fus consulté pour une enfant de Lyon, dont mon collègue *Labruyère* étoit le médecin ordinaire. Cette enfant, âgée d'onze ans et quatre mois, avoit joui jusques alors d'une assez bonne santé, quoique d'une constitution foible; elle maigrit à cette époque ; il lui survint une toux sèche, et une légère douleur dans la région épigastrique, où mon collègue *Labruyère* sentit au tact un peu de renitence ; sa peau devint sèche, aride, brûlante, sur - tout le long du trajet des vaisseaux sanguins.

Sa taille se courba, et l'on crut d'abord que cette déviation étoit l'effet de la seule foiblesse des muscles de l'épine ; mais les extrémités sternales des côtes grossirent, ainsi que celles des clavicules, des os longs, et les os du carpe. Le ventre se tuméfia, et durcit de plus en plus, surtout du côté droit, au-dessous des fausses côtes, en se prolongeant vers le milieu, sous le nombril ; ce qui faisoit que ce côté du ventre étoit beaucoup plus saillant et renitent que le gauche.

Tel étoit l'état de cette enfant, pour laquelle je fus consulté. Le résultat de ma réponse fut que cette jeune malade étoit atteinte d'engorgement dans les viscères abdominaux, et principalement dans le foie ; que cet engorgement étoit produit par une matière vraisemblablement stéatomateuse ; et que la maladie des os, dont l'enfant étoit atteinte, et qui ne manqueroit pas de faire d'ultérieurs progrès si l'art bien dirigé ne s'y opposoit, provenoit de la même altération dans le suc nourricier des os, soit qu'il fût détourné d'eux pour se porter dans les viscères abdominaux, soit que le suc nourricier des os fût lui-même vicié.

Mon avis étoit 1º. de faire prendre à la malade, tous les matins à jeun, pendant les mois de mars et d'avril, époque à laquelle j'étois consulté, un verre d'apozème avec les racines apéritives, auxquelles on ajouteroit la garance, et qu'on passeroit ensuite sur cinquante cloportes écrasés en vie;

2º. Qu'à l'usage de cet apozème on feroit succéder, dans le mois de mai, celui des sucs des plantes borraginées et du cresson de fontaine, passés encore sur cinquante cloportes, et qu'on feroit prendre tous les jours à la malade un demi-gros de tablettes antimoniales de *Kunkel*;

3º. Que l'enfant seroit conduite, dans les mois de juillet et août, à Bourbon - l'Archambaud, pour s'y baigner et pour y boire les eaux;

4º. Qu'on réitéreroit pendant l'automne, s'il le falloit, l'usage des sucs des plantes;

5°. Que l'enfant seroit purgée trois ou quatre fois dans cet intervalle, avec le purgatif le plus doux ;

6°. Qu'elle feroit un grand usage des bains domestiques pendant le cours de ce traitement ;

7°. Qu'on lui interdiroit l'usage de tous les alimens appelés incrassans, et qu'on la nourriroit le plus possible de végétaux.

Ce traitement commença dans le mois de mars 1781 ; il fut suivi régulièrement pendant le printemps, l'été et l'automne, &c. ; il eut d'heureux effets. On donna à l'enfant, pendant l'hiver suivant, demionce de sirop anti - scorbutique tous les jours, et on réitéra l'été suivant le traitement de l'année précédente. La jeune personne fut radicalement guérie ; elle a eu ensuite ses règles dans l'ordre le plus naturel, et a joui d'une bonne et belle santé.

OBSERVATION (F).

Le citoyen Emeric, négociant d'Aix en Provence, que les troubles de la révolution ont fait réfugier à Paris, m'a consulté, il y a deux ans, pour une jeune fille d'environ trois ans, dont la taille commençoit à se renverser, et qui avoit les os du carpe et les extrémités sternales des côtes très-gonflés; elle avoit aussi le ventre extraordinairement tuméfié et dur. Les parens étoient d'autant plus affligés de la maladie de cette enfant, qu'ils en avoient déjà perdu d'autres à la suite d'un pareil état.

Je crus devoir la traiter, non par les seuls toniques tant recommandés, ni par les purgatifs réitérés, mais par des apéritifs long-temps administrés.

Je prescrivis les pillules avec l'extrait de houblon et les fleurs martiales de sel ammoniac, les tablettes antimoniales de *Kunkel*, données conjointement avec le sirop anti-scorbutique, légèrement mercuriel.

Je conseillai un grand usage des bains, un vésicatoire au bras, en observant cependant de purger cette jeune enfant à peu près tous les mois, ou dans d'autres temps s'il y avoit des indications.

Je proscrivis l'usage des laitages et autres alimens incrassans, et je conseillai de nourrir l'enfant de peu de viande et de beaucoup de végétaux; ce qui a été rigoureusement suivi pendant l'espace d'environ deux ans.

Le bas-ventre s'est désenflé, est devenu

moins dur ; le teint s'est éclairci ; l'enfant
a grandi ; la taille s'est parfaitement redressée ; les os du carpe et les autres os
gonflés ont perdu de leur excès de volume ;
les forces ont augmenté ; enfin l'enfant a
acquis la meilleure santé.

Les citoyens *Baron*, ci-devant attaché au
duc de Nivernois, *Grammagnac*, mon ancien collègue, et un grand nombre d'autres
que je crois superflu de citer, ont sauvé
des enfans que j'ai ainsi traités, après en
avoir perdu d'autres par des traitemens
contraires et trop usuels, &c.

REMARQUES.

J'abrége le récit de beaucoup d'observations du même genre que j'ai recueillies,
mais qui ne sont pour la plupart qu'une
répétition les unes des autres.

Elles prouvent que le rachitisme qui survient aux enfans, et qui est précédé par
des obstructions des viscères abdominaux,
est très - commun.

Le foie est le principal siége de cet engorgement, et c'est depuis leur naissance
jusqu'à celui de dix-huit mois à deux ans
qu'il a coutume de se former ; ce viscère

acquiert alors un surcroît de volume, soulève le diaphragme (1), comprime le poumon droit, qui devient plus compacte; la
respiration est difficile de plus en plus,
par cette cause, et parce qu'encore la texture du poumon a acquis plus de densité,
et est comme carnifiée (observation iv),
stéatomateuse (observat. iii, vi). Provient ensuite l'épanchement d'eau dans la
poitrine. (*Voyez* les observations i, iv.)

Les viscères du bas-ventre étant plus ou
moins comprimés par le foie trop volumineux et par le mésentère engorgé, il en résulte un dérangement dans la circulation
du sang, qui reflue dans la ratè, et la gonfle
ordinairement outre mesure. Il est bien rare
de trouver alors ce viscère endurci et ra-
petissé; cependant cela a lieu quelquefois,
et alors les rameaux mésentériques de la
veine-porte sont d'autant plus gonflés par
le sang.

Ce qui pourroit faire croire que les affections de la rate, du mésentère, &c. sont
secondaires à celles du foie, c'est que sou-

---

(1) Voyez *Historia Anat.* de Lieutaud, et la Collection des Thèses Pathol. de Haller, tom. 4, pag. 282.

vent elles n'ont pas lieu , et que celles du foie paroissent constantes. On trouve dans cette sorte d'engorgemens abdominaux , compliqués du rachitisme , le foie gonflé ; mais sa dureté n'est pas aussi commune : car sa texture paroît quelquefois saine ; cependant elle a fréquemment moins de consistance que dans l'état naturel (Observations I, VI, VIII).

En même temps que ces engorgemens abdominaux se forment , et quelquefois après qu'ils se sont formés, les os spongieux se gonflent ; l'épine se renverse ; la poitrine se rétrécit et se déforme ; les enfans maigrissent , et tombent dans l'atrophie (1) ; le pouls devient plus fréquent ; la fièvre lente survient ; le dévoiement, l'enflure des extrémités inférieures , celle du bas-ventre , souvent avec épanchement d'eau dans cette

____

(1) C'est cette espèce de rachitisme qu'on appelle plus particulièrement en France *chartre*, comme si l'on disoit sec comme un parchemin ; mais outre, dit *Duverney*, que ce mot n'est employé que pour marquer les titres authentiques de quelques églises, ou les privilèges accordés à quelque province, *chartre normande*, on confond deux maladies très-différentes. *Maladies des Os*, tome II, pag. 288.

cavité, terminent par faire périr les malades.

Quelquefois, au lieu de périr de cette manière, les enfans meurent dans le travail de la dentition; car dans ces individus, atteints ou même disposés au rachitisme, rarement l'éruption des dents se fait-elle sans danger, et d'une manière régulière (1). Cela est bien prouvé par les observations (II, III, IV, V), que nous avons déjà rapportées, ainsi que par celles (A, C, D, E).

Les mauvaises nourritures sont la cause fréquente de ces engorgemens abdominaux, les bouillies sur-tout, dont les nourrices mercenaires empâtent ces malheureux pe-

----

(1) Les enfans rachitiques ne sont quelquefois soustraits aux dangers de la dentition, que parce que les dents, au lieu de croître dans leurs alvéoles irrégulièrement, comme cela arrive dans la plupart des jeunes rachitiques, cessent non-seulement de croître, mais même parce qu'elles perdent du volume qu'elles avoient déjà pris; ce qui fait que les enfans restent édentés. Cela, dit *Duverney*, fait avorter le germe des premières dents, et quelquefois ceux des secondes, quand la maladie dure long-temps; et l'on voit peu d'enfans noués jusqu'à l'âge de dix ou douze ans, qui ne soient édentés. Duverney, *Maladies des Os*, tome II, page 295.

tits enfans (observations I, III, A, B).
Faute de lait, elles veulent y suppléer avec
un aliment si dangereux ; et ce n'est pas
souvent un seul enfant qu'elles nourrissent
de la sorte : pour gagner davantage, elles
en élèvent ou tâchent d'en élever plusieurs,
et trompent ainsi les malheureux parens
de Paris, qui ignorent une fraude si cri-
minelle.

Ces bouillies avec des farines, n'ayant
pas fermenté, surchargent l'estomac et les
intestins, les gonflent, les obstruent d'autant plus que les nourrices, pour pouvoir
s'absenter plus long-temps de leur maison,
et vaquer aux travaux de la campagne,
donnent à ces enfans une nourriture bien
plus copieuse que la capacité de leur estomac ne comporte ; une nourriture telle et si
abondante gonfle horriblement ce viscere.

L'énorme quantité d'air qui s'en dégage,
le distend encore davantage, d'où il résulte
nécessairement une compression dans les
parties voisines ; la circulation devient
moins libre dans les rameaux de la veine-
porte de l'estomac, de l'épiploon, du mésentère, et le sang reflue dans le foie.

Ce viscère se gonfle, prend un surcroît
de

de nourriture, et acquiert un accroissement réel, d'où le sang refluant dans la rate, qui est très-spongieuse, se gonfle souvent secondairement, malgré la pression qu'elle éprouve de l'estomac trop dilaté : les gros mangeurs ont, sans doute par une cause analogue, de telles altérations dans le foie et dans la rate (1).

Mais, chez les enfans, ces viscères doivent d'autant plus se gonfler, que le foie est d'une texture bien moins compacte qu'elle ne l'est dans un âge plus avancé, et que chez eux la rate est d'un tissu spongieux, très-mou et très-souple.

N'est - ce pas d'une manière analogue que, dans certains pays, on fait croître le foie des oies et des canards ? Dans nos départemens méridionaux, on engorge ces animaux avec des grains entiers de maïs, ou blé de Turquie, jusqu'à ce que leur estomac, et même leur œsophage, en soient bien pleins : on les place ensuite dans un endroit obscur ; ils y dorment, ou ils y

____

(1) *Voyez* les observations de *Morgagni*, qui ont été souvent confirmées par celles des anatomistes, et particulièrement par celles de *Lieutaud* et par les miennes.

N

demeurent comme stupéfaits pendant plusieurs heures ; et lorsqu'ils sont un peu allégés par un commencement de digestion, ce qu'ils témoignent par quelques cris, ou en changeant de place, on les engorge de rechef avec la même nourriture, d'où il résulte que ces animaux, ainsi nourris pendant une trentaine de jours, sont si gras, qu'ils ne peuvent plus changer de place ; ils sont dans un engourdissement continuel.

Dans quelques contrées de la France, pour avoir de gros foies d'oies, et pour ainsi dire aux dépens de la graisse de ces animaux, on mêle à leur pâtée des charbons assez grossièrement pilés, des noisettes avec leurs coques, et de petites pierres. Farcie d'un tel mélange, la cavité de l'estomac de l'animal s'amplifie outre mesure ; ce viscère comprime les parties voisines, sur-tout la rate, qui contient beaucoup de sang ; ce qui en occasionne le reflux dans le foie, qui prend un accroissement énorme ; sa chair devient blanchâtre, succulente, médiocrement ferme, et d'une texture assez uniforme. C'est avec de tels foies qu'on fait d'excellens pâtés à Strasbourg , à Metz , et ailleurs.

Cette méthode de faire grossir le foie des animaux, ne prouve - t - elle pas qu'il ne faut pas trop dilater l'estomac par les alimens, et qu'il n'est rien de plus fâcheux que de trop donner de nourriture aux enfans, et encore plus d'alimens non fermentés et trop glutineux?

Je n'ignore pas que beaucoup de peuples s'en nourrissent, et qu'ils donnent à leurs enfans la même nourriture ; mais peut-être que, par leurs exercices agrestes, par les différences de climat, ou par quelques raisons qui me sont inconnues, ils se préservent des suites évidemment fâcheuses d'un pareil aliment : car , quoi qu'en disent certains écrivains, les bouillies et autres alimens non fermentés ne fournissent pas aux enfans une nourriture saine.

Mais indépendamment de cette cause, pour ainsi dire mécanique, par laquelle j'explique l'excessive tuméfaction du foie, ne pourroit-on pas croire que les alimens non fermentés, que les nourrices prennent, peuvent l'occasionner, ou qu'enfin leur mauvais lait , de quelque manière qu'il soit vicié par cette nourriture, donne

lieu au développement de quelque principe obstruant , dans lequel ni le caractère scrophuleux ni le vérolique ne sont
pas précisément prononcés , mais qui est
d'une espèce particulière ? Cela paroît
d'autant moins éloigné de vraisemblance,
qu'on trouve chez les enfans le foie , la
rate et l'épiploon, excessivement gros ensemble, ou séparément (observations 11,
IV, VII, &c.); viscères qui sont quelquefois pleins de concrétions adipeuses d'une
extrême consistance , sans avoir d'ailleurs
aucune apparence de vice scrophuleux , ni
de vice vénérien , ni de scorbut, et qu'on
guérit encore par des remèdes qui ne pro-
duiroient aucun heureux effet sur des engorgemens véritablement scrophuleux (observations A, B, C, D, E, F), à moins qu'on
ne dît, comme quelques-uns l'ont fait, que
certains virus peuvent exister à des degrés
si inférieurs, qu'ils peuvent alors être guéris par des remèdes différens de ceux qu'il
faudroit employer, si leur existence étoit
plus prononcée.

Quoi qu'il en soit de la nature de ces
engorgemens, ils précèdent ordinairement
plutôt qu'ils n'accompagnent la déviation

de la colonne vertébrale et le gonflement des os ; on peut en dire autant des vices de la dentition, très-fréquens dans les jeunes enfans rachitiques, ou qui sont disposés à l'être (observat. II, III, IV, V, VI, VII).

Ces enfans ont pour la plupart la tête fort grosse, sur-tout le crâne, dont les os sont irrégulièrement ossifiés (observat. I, II, III, IV). Cette remarque, qui n'a pas échappé aux médecins en général, avoit autrefois frappé *Galien. Riolan* a dit (1) que nous voyons tous les jours quantité d'enfans qui naissent avec une trop grosse tête, qui ont les jambes tournées en dedans, ou qui les ont courbées en-dehors, qui ont les talons trop gros, ou qui s'entre - touchent, et enfin, que ces enfans deviennent bossus. *Riolan* a aussi remarqué que la plupart d'entr'eux avoient des dentitions très - laborieuses.

Le résultat des observations (A, B, C, D) ne prouve - t - il pas que l'usage du sirop anti - scorbutique, prescrit aux nourrices comme aux nourrissons, a été très-efficace pour prévenir le dangereux effet de la denti-

---

(1) *Manuel Anatomique*, lib. I, cap. XVI.

tion et du rachitisme ? Ne prouve-t-il pas aussi que le régime végétal est très-salutaire aux nourrices et aux jeunes enfans, surtout, dans les bonnes maisons de Paris, où les nourrices de campagne, se gorgeant d'alimens succulens, nuisent ainsi essentiellement à leur lait ?

J'ai vu des mères, ayant perdu plusieurs enfans par la dentition, malheurs qu'elles attribuoient aux mauvaises nourrices qu'elles leur avoient données, prendre le parti de faire nourrir ceux qu'elles avoient après, par une chèvre, ou leur donner du lait de vache, en même temps qu'on faisoit prendre, tous les jours, aux tendres nourrissons, une ou deux cuillerées de sirop anti - scorbutique.

Plusieurs enfans, après un pareil traitement, ont été soustraits aux funestes effets de la dentition ; mais certains sont restés affectés de rachitisme, qu'on a continué de combattre par l'usage de ce sirop anti-scorbutique, auquel on associoit quelquefois le sirop mercuriel : on y joignoit encore l'usage des bains, et même le cautère au bras, ou le vésicatoire derrière les oreilles, souvent indiqué par la nature elle-même, qui produisoit en cet endroit ou ailleurs un suintement de sérosités roussâtres, ou des éruptions. Quelquefois aussi, voyant leurs gencives gonflées, je leur ai fait extraire avec succès du sang, par le moyen des sangsues apposées derrière les oreilles. On peut en voir des exemples dans les observations rapportées (B, C, D), et dont nous avons restreint le nombre, pour éviter les répétitions, déjà trop multipliées dans cet ouvrage.

Le foie étant engorgé dans la plupart de ces enfans, destinés à des dentitions qui peuvent les faire périr dans les convulsions, ou les laisser difformes par le rachitisme, s'ils échappent au premier danger, ne pourroit-on pas suppléer en pareil cas aux laitages dont on les nourrit, par d'autres moyens ? Deux enfans, qui ont été nourris d'abord avec des purées d'orge bien claires, et avec du bouillon gras aux racines, et qui prenoient aussi tous les jours une cuillerée à bouche de sirop anti-scorbutique, ont évité les funestes suites de la dentition, dont deux de leurs frères étoient morts ; leur ventre gonflé a perdu peu à peu de son volume et de sa renitence, et ils se

N 4

sont fortifiés et développés à merveille.

On a joint à ces premiers alimens des panades au bouillon de racines , de la pulpe de pommes, de pruneaux, des purées végétales , et par ces alimens, pour eux véritablement médicamenteux, leurs viscères se sont désobstrués ; ces enfans ont franchi tous les écueils de la dentition ; leurs membres se sont parfaitement bien développés , et ils ont ensuite joui d'une belle et bonne santé.

ARTICLE SIXIÈME.

Du Rachitisme Arthritique et Rhumatismal.

OBSERVATION PREMIÈRE.

Le ci-devant baron de Bon, issu de parens goutteux, étoit aussi très-sujet à la goutte ; dès sa plus tendre jeunesse, il en avoit ressenti les premiers effets, tantôt aux mains, tantôt aux pieds, et quelquefois dans d'autres articulations, séparément ou à la fois. Il éprouva dans sa vie les accidens les plus graves de la goutte, et cependant il vieillit.

Il avoit, lorsque je lui ai donné des soins, environ soixante-dix ans ; il a encore vécu plusieurs années avec des accès de goutte aux mains et aux pieds, extraordinairement longs et très-violens.

Les parties que cette maladie avoit affectées tant de fois, étoient couvertes de nœuds ; les os en étoient soudés, et tellement, que les mains en étoient comme ankilosées avec les os de l'avant-bras ; les pieds avec ceux des jambes, et que les os eux-mêmes de chacune de ces parties étoient tellement confondus et réunis, qu'ils ne paroissoient former qu'un tout.

Le malade avoit rendu plusieurs fois, à travers la peau des pieds et des mains, des matières crayeuses, et en une si grande quantité que, si on l'eût conservée, elle eût été énorme. Cette matière étoit d'abord liquide, blanche et claire comme du lait; bientôt elle se figeoit, s'épaississoit ensuite, et durcissoit comme du plâtre. Quoiqu'elle ne fût point âcre au toucher, et qu'elle ne fît quelquefois aucune excoriation à la peau, à travers les pores de laquelle elle transsudoit ordinairement; il lui survint, après une très-longue attaque de goutte, une ulcération sur le dos du pied gauche, de laquelle, après une très-grande évacuation de matière arthritique, il sortit plusieurs esquilles d'os bien marquées, qu'on crut provenir du second os cunéïforme.

Elles furent dans la suite si nombreuses, qu'il y eut lieu de croire que cet os en avoit été entièrement détruit; le pied se déforma davantage. Les accès de goutte continuèrent encore, et les pieds non - seulement n'acquirent pas un surcroît de volume par l'engorgement synovial des articulations, mais ils perdirent peu à peu une partie de celui qui leur étoit naturel, et à un tel point, qu'ils devinrent très - petits ; de sorte que je ne doute pas que quelques os du tarse n'aient été complétement détruits, et que d'autres n'aient perdu de leur volume d'une manière remarquable.

La même affection des os par la matière arthritique eut lieu dans les os des mains, mais non d'une manière si remarquable.

OBSERVATION II.

Un homme d'environ cinquante ans, qui demandoit l'aumône, avec les extrémités inférieures ployées sur le bas-ventre et sur la poitrine, relevées sur le devant des épaules, marchoit, ou plutôt se traînoit dans les rues de Paris, tantôt soutenu sur ses fesses, et tantôt sur ses deux mains, avec lesquelles il élevoit et élançoit son tronc.

Cet homme fixa trop mon attention, pour que je ne m'informasse pas de la cause qui l'avoit réduit dans ce triste état. Il m'apprit

que, vers l'âge de quinze ans, il avoit été
cruellement affecté de douleurs très-vives
depuis la région lombaire jusqu'aux pieds
inclusivement; qu'on avoit cru que ces douleurs avoient été occasionnées par l'humidité d'un lieu où il avoit long-temps couché;
qu'on lui avoit fait divers remèdes dans un
hôpital de Lyon, mais que, malgré cela, le
mal avoit toujours augmenté, non pas tant
les douleurs, qui même avoient diminué
à une certaine époque, que parce que les
extrémités inférieures avoient perdu tellement de leur force, qu'il n'avoit pu d'abord
s'en servir pour se transporter à une certaine distance, et que peu à peu il n'avoit
pu se soutenir sur elles pour faire le moindre mouvement.

Cependant les extrémités inférieures de
ce malheureux maigrirent considérablement, d'abord dans les parties les plus éloignées, comme dans les pieds, ensuite dans
les jambes, et enfin dans les cuisses; elles
s'atrophièrent tellement que, lorsque je les
examinai, les os n'étoient, pour ainsi dire,
recouverts que par la peau : à peine pouvoit-on distinguer, par le tact, vers la
partie supérieure de la cuisse, l'existence

de quelque muscle. Les jambes étoient comme des fuseaux ; les pieds étoient très-grêles, courts, bien plus petits que dans l'état ordinaire, n'étant pas plus amples que ceux d'un enfant de dix ans ; les os du fémur étoient très-grêles, de sorte que nonseulement on voyoit qu'ils n'avoient pas acquis de l'accroissement comme les autres os, mais que l'on pouvoit croire, sans s'éloigner de la vérité, qu'ils avoient perdu de leur volume lorsque les douleurs arthritiques rhumatismales avoient commencé à se faire ressentir.

Ce malheureux m'assura d'ailleurs que les os avoient tellement perdu de leur volume et de leur dureté, si vîte, qu'il avoit cru que les extrémités diminueroient encore davantage ; qu'il y avoit même eu un temps où tous les os de ses extrémités, sur-tout ceux du pied, avoient été trèsmous ; mais que, depuis une vingtaine d'années, la maladie s'étoit fixée ; qu'il avoit les extrémités la plupart du temps comme insensibles ; à l'exception de l'hyver, qu'il y éprouvoit fréquemment de vives douleurs, mais qui n'étoient pas de longue durée. Tous les autres os du corps étoient bien développés, soit en longueur, soit en grosseur.

Cet homme avoit d'ailleurs les muscles des autres parties volumineux et forts. Sa tête étoit grosse, garnie de beaucoup de cheveux noirs et crépus; les traits de son visage étoient rudement exprimés : il avoit une forte barbe noire, et une voix de Stentor, qu'il faisoit retentir dans les rues de Paris pour exciter la compassion des citoyens et en obtenir des aumônes.

OBSERVATION III.

Couthon, député du département de Puy-de-Dôme à la convention nationale, ayant joui d'une assez bonne santé dans sa jeunesse, et ses études n'ayant pas été négligées, avoit pris le parti du barreau, dans lequel il s'étoit distingué ; ses membres étoient bien proportionnés, tant par rapport aux os que par rapport à leurs muscles.

Cependant, vers l'âge de puberté, il avoit ressenti, sans avoir fait aucun effort violent, une vive douleur dans les lombes, qui fut supportable pendant assez long-temps, mais qui termina par augmenter, et par se faire ressentir dans les extrémités inférieures, dans l'une cependant plus fortement que dans l'autre. La maladie avoit des intervalles qui laissoient à Couthon le temps de continuer ses études ; mais après quelques années de souffrances, à certains temps cependant bien plus que dans d'autres , il eut de la peine à marcher , tant par rapport à la foiblesse que par rapport aux douleurs des extrémités inférieures ; quelque temps après il ne put se tenir debout, et enfin il fut absolument impotent de ses extrémités inférieures.

On l'a vu à la convention nationale, porté comme un enfant sur son siège, d'où il faisoit des motions.

Appelé avec mon collègue *Kenins* pour lui donner des soins, Couthon nous a dit qu'il attribuoit à un ancien rhumatisme goutteux la cause de son infirmité. Il nous a raconté qu'il faisoit l'amour à une jeune femme, lorsque le père de celle-ci parut; cherchant à se cacher, il se plongea jusques au cou dans une cuve pleine d'eau, où il resta un certain temps : il en sortit pour se rendre chez lui avec ses habits mouillés, qui se séchèrent en partie sur son corps. Couthon éprouva, par suite

de cette aventure, des douleurs de rhumatisme, qu'on n'a pu guérir, quelques remèdes qu'on lui ait administrés ; et on lui en
avoit fait une si grande quantité, et d'espèces si diverses, qu'ils furent bien plus
propres à lui nuire qu'à le guérir.

Lorsque je fus consulté, Couthon avoit
les extrémités inférieures tellement atrophiées, qu'elles ne paroissoient recouvertes
que par la peau, sur-tout l'une d'elles, qui
avoit perdu de son volume, au point que
les os eux-mêmes, tels que ceux du pied,
étoient plus petits, et que les os longs de
la jambe et de la cuisse étoient plus grêles,
tandis que l'autre extrémité, qui avoit elle-
même perdu de son volume, avoit les os et
les muscles mieux conformés.

Le peu de chairs qui restoient dans l'autre
extrémité étoient molles, souples, comme
si l'on eût touché du coton ; la couleur de la
peau, dans les deux, étoit en quelques endroits rouge comme elle l'est sur les enge-
lures. Couthon y éprouvoit des douleurs,
sur - tout dans l'extrémité inférieure la
moins atrophiée ; elles diminuoient à proportion qu'elle dépérissoit. Les douleurs
avoient également diminué dans l'autre

extrémité ,

extrémité, et n'avoient à peu près cessé que lorsqu'elle avoit été réduite au dernier degré d'amaigrissement.

Couthon éprouvoit depuis quelque temps des douleurs dans les extrémités supérieures ; ce qui faisoit craindre qu'elles ne fussent bientôt affectées comme les inférieures.

Tel étoit l'état de Couthon, lorsqu'il fut déclaré complice de Robespierre, et conduit à l'échafaud le 10 thermidor, l'an second de la république française ; il avoit alors trente-six ans.

Il est probable que, s'il eût long-temps vécu, ses extrémités inférieures se fussent encore atrophiées davantage ; que les os même qui les composent eussent perdu de leur volume encore plus ; et que le mal ne se fût peut-être pas borné aux extrémités inférieures, Couthon commençant déjà à ressentir des douleurs dans les supérieures.

REMARQUES.

Ceux qui ont examiné les altérations que la goutte, et le rhumatisme qui la précède ou qui s'y joint si souvent, occasionnent dans les os, ont plus d'une fois remarqué qu'ils étoient gonflés, ramollis, courbés,

O

comme ils le sont dans le rachitisme le plus complet.

Nous avons observé, après ces maladies, ces altérations non - seulement dans les os du carpe et du tarse, mais encore dans les extrémités des os longs ; et parmi différens exemples que notre pratique nous a offerts, nous citerons un jeune homme de dix-huit à vingt ans, dont les genoux s'étoient si singulièrement gonflés, à la suite des douleurs atroces qu'il avoit ressenties à plusieurs reprises, à peu près périodiques ; pendant long-temps, et qu'on avoit regardées comme arthritiques : il mourut dans le marasme.

Plusieurs des os longs furent trouvés gonflés, et sur-tout ceux des genoux, qui l'étoient plus que les autres ; l'extrémité inférieure du fémur droit, et la supérieure du tibia contiguës, étoient très-tuméfiées, et même inégales à leur surface externe ; les lames osseuses étoient tantôt élevées en forme d'éminences plus ou moins pointues, et tantôt déprimées et creusées par autant de cellules étroites et profondes ; la lame externe étoit détruite en quelques endroits ; plusieurs autres extrémités osseuses étoient

ramollies, et pleines d'une liqueur roussâtre, mais d'inégale consistance, étant en
quelques endroits concrète comme de la
cire figée, et en d'autres fluide comme
de l'eau ; l'os de la rotule étoit presque
dans l'état naturel.

J'ai ouvert au collége de France un cadavre, qu'on jugea être celui d'un goutteux, par rapport aux concrétions nombreuses qu'on trouva dans ses articulations.
Les vertèbres étoient en partie couvertes de
concrétions tophacées, blanchâtres comme
de la craie ; elles étoient placées sous les
ligamens, sur la surface osseuse antérieure
des corps des vertèbres, qui étoient en plusieurs endroits ramollis et déformés. Quelques os du carpe étoient réunis, et d'autres
très-ramollis, quelques-uns d'eux avoient
perdu de leur volume, tandis que les extrémités digitales des doux premiers os du
métacarpe étoient extrêmement gonflées.

Dans quelques arthritiques, dont j'ai disséqué les articulations, j'ai trouvé la surface extérieure des os recouverte de végé-
tations osseuses, qui leur étoient plus ou
moins adhérentes ; elles ressembloient à des
espèces de stalactites ou excroissances ;

quelquefois elles étoient prolongées sur d'autres, et elles se réunissoient ensemble par une espèce de continuité.

J'ai vu des articulations qui étoient recouvertes d'une lame osseuse, assez complète pour former une enveloppe générale; on en voit des exemples dans le cabinet du *museum* national. *Poupart* a observé dans les os des vieillards des ossifications d'un pareil genre; on pourroit peut - être les remarquer également dans les os des jeunes sujets, qui peuvent aussi être affectés de la goutte.

Au lieu de ces altérations des os à la suite du vice arthritique, on trouve dans plusieurs d'eux des ramollissemens remarquables, et sur-tout dans les os spongieux des articulations. *Morgagni* en a parlé comme d'un chose démontrée par les observations. *Et rheumaticis quidem, atque arthriticis, non semel contigisse, ut flexibilia ossa fierent, docent observationes* (1). Et, depuis *Morgagni*, *Lieutaud* et plusieurs autres médecins ont regardé la goutte et

______

(1) *De Sed. et Caus. Morborum*, lib. IV. *Epist. Anat.* LVIII, art. 7.

le rhumatisme comme une des causes du rachitisme. Ce qu'il y a de certain, c'est que, dans ces deux maladies qui ont tant de rapport entre elles, les humeurs acquièrent parfois un tel degré de causticité, qu'elles détruisent les parties sur lesquelles elles se jettent. N'a-t-on pas vu, après des accès de goutte, l'humeur transsuder de certaines articulations à travers la peau, y occasionner des escarres plus ou moins étendues, qui tomboient les unes après les autres, détruisant de grandes portions de cette enveloppe, et laissant les muscles à nu ? J'ai vu des articulations, pour ainsi dire, se détruire par cette humeur exundante, non-seulement pour ce qui concernoit les parties molles, mais encore les os eux-mêmes, qui perdoient singulièrement de leur volume naturel (observations I, II, III). Et alors il ne faut pas confondre cette espèce de destruction avec celle qui est l'effet de l'atrophie, suite des paralysies qui succèdent à l'apoplexie, ni avec celle qui est la suite de la colique des métaux, ni même avec celle qui est une espèce de nécrose progressive des extrémités vers le tronc, que j'ai observée.

Ce n'est pas seulement sur les articulations et sur les parties intérieures du corps que l'humeur arthritico-rhumatismale déploie sa causticité ; elle l'exerce quelquefois sur les organes internes : des portions du poumon en ont été détruites (1). J'en ai vu des exemples ; et je ne doute pas que si l'on avoit ouvert un plus grand nombre de personnes mortes après la goutte, on en eût recueilli beaucoup d'autres. Madame de Verthamont, depuis long-temps sujette à des accès de goutte fort irréguliers, en éprouva plusieurs successivement à Paris, en 1770 ; il lui survint un mal de tête extrêmement violent, avec un gonflement inflammatoire des yeux.

Les saignées, le sinapisme aux extrémités inférieures, et autres remèdes propres à détourner la goutte de la tête aux pieds, ne furent d'aucune utilité. Madame Verthamont perdit l'un de ses yeux par une telle érosion, qu'il fut détruit, au point

____

(1) *Voyez* l'observation curieuse dont M. *Fenouil* fait l'objet, article *Phthisie pulmonaire arthritique*, dans l'ouvrage que nous avons publié sur cette maladie, observation IV, page 156.

que l'orbite resta vide ; les paupières furent à peu près intactes. Or, si l'humeur arthritique et rhumatismale acquiert un tel degré de causticité, il n'est pas étonnant qu'elle puisse agir sur les os de manière à les ramollir, comme le vinaigre et autres acides le font (1), ainsi que *Gagliardi*, *Ray*, *Hunauld*, *Hérissant* et autres, l'ont observé, ou comme le lait tourné à l'aigre, qui a ramolli des morceaux d'ivoire, et comme enfin la moutarde, qui a produit le même effet sur des substances animales très-dures, aussi complétement que les virus vénérien, scrophuleux, scorbutique, exanthématique, peuvent le faire.

J'ai quelquefois examiné les os des goutteux, dont le volume étoit augmenté, et j'ai vu que, si en général ils étoient ramollis en proportion de cette augmentation, ils étoient quelquefois plus durs et quelquefois plus cassans que dans l'état naturel ; car j'en ai trouvé qui étoient solides et pier-

______

(1) *Voyez* à ce sujet les remarques historiques si savamment rapprochées par Morgagni. *De Sed. et Caus. Morborum*, epist. anat. XLVIII.

reux , non-seulement sans cellules , mais qui étoient intérieurement solides et concrets comme du marbre. La cavité des deux premiers os du métatarse du pied droit étoit sans moelle et entièrement oblitérée dans un goutteux que j'ai ouvert; ce qui fait voir que tantôt l'humeur arthritique agit sur les os par son acrimonie et les corrode , et que tantôt elle en épaissit et en obstrue leur tissu : la moelle elle-même des os de certains goutteux est diversement affectée , étant tantôt coulante , liquide , séreuse , tantôt ferme et concrète. Il y a quelquefois, dans l'interstice des ligamens capsulaires , des concrétions synoviales bien considérables , qui les éloignent en les distendant , ainsi qu'il y en a dans les interstices des tendons, qui produisent le même effet; d'autres fois , et cela est plus fréquent , l'humeur arthritique les colle , et les réunit de telle manière qu'il n'est pas possible de les séparer.

La synovie elle-même forme des concrétions dans les cavités articulaires , qui ont plus ou moins de solidité; mais lorsque les extrémités concaves ou convexes des os sont altérées dans leur tissu , il est rare que les cartilages qui les revêtent le soient également : on les a trouvés intacts dans beaucoup d'articulations, dont la texture des os étoit extrêmement altérée.

Morgagni, *Lieutaud*, et autres anatomistes, ont remarqué dans des sujets, qu'on croyoit être morts de la goutte ou de ses suites, plusieurs des corps des vertèbres qui étoient détruits par l'érosion, quoique les ligamens et les cartilages n'eussent pas été affectés ; ce qui prouve ici, comme dans beauccup d'autres cas, qu'il ne faut pas croire qu'un corps plus mou soit plus souvent corrodé qu'un corps plus dur. Il y a tant d'exemples du contraire, qu'il est inutile de les rapprocher ici.

On voit, d'après ce qui vient d'être dit, que l'humeur arthritique peut agir sur les os et en altérer la texture, au point d'occasionner lo ramollissement, et de produire encore en eux d'autres affections auxquelles ils sont sujets dans le rachitisme.

Il ne faut pas croire pourtant que la goutte et le rhumatisme soient une cause si fréquente de rachitisme qu'on le pense généralement ; car combien de fois n'a-t-on pas donné le nom de goutte ou de rhumatisme à des maladies qui en étoient absolument indépendantes, les douleurs dans les membres étant occasionnées par diverses causes?

Et nous avons déjà parlé de plusieurs ; il ne faut pas les regarder comme arthritiques ou rhumatismales, quand elles ne le sont pas.

Il est vrai que, dans beaucoup de cas, les distinctions des causes qui produisent les douleurs sont très-obscures ; voilà aussi ce qui fait que les indications des remèdes sont si difficiles à découvrir, et tellement, qu'on les administre souvent en aveugle. Si on guérit quelquefois de ces maladies, c'est bien souvent, il faut l'avouer, par un heureux hasard. Le moxa (1), dont les anciens ont fait un si grand usage, les cautères, les setons, les vésicatoires, pour détourner ou pour évacuer l'humeur délétère, les bois sudorifiques, les sucs des plantes chicoracées, les pilules savonneuses, les bains dégourdis, les sangsues à l'anus dans beaucoup de cas, et les laitages long-temps continués, ont été plus d'une fois les vrais remèdes des affections rhumatismales et goutteuses, qui auroient pu terminer par altérer les os et produire le rachitisme. Mais avec quel discernement ne faut-il pas donner la préférence à tels ou tels remèdes ?

____

(1) *Et non minùs in podagrâ et chiragrâ, priusquàm pedes vel manus tophi invaserint vel geniti sint.* Voyez Prosper. Alpin. *de med. ægypt.* lib. I, p. 97.

ARTICLE SEPTIÈME.

Il est une autre espèce de rachitisme, peu commune en France, mais qu'il n'est pas rare d'observer en Italie, c'est celle qui est *la suite de l'opératiou de la castration.* On a remarqué (1) que les enfans auxquels on fait cette opération , terminent par avoir une configuration rachitique dans la charpente osseuse ; leurs genoux deviennent plus gros , et se portent en dedans, tandis que les jambes se déjettent en dehors ; les poignets grossissent ; les extrémités des os longs qui forment le coude sont plus grosses que de nature ; les muscles ne sont pas aussi volumineux, ni si bien arrondis que dans l'état naturel ; leur poitrine, plus plate, ne paroît pas assez évasée quand on la considère en avant ; et, vue en arrière, elle est plus convexe, et elle se voûte de plus en plus : en un mot, les eunuques terminent par être atteints d'un

______

(1) Sauvages, *Nosol. Method. classis X*, tom. II. *Rachitis à castratione.*

rachitisme notable ; ce qui prouve que les parties de la génération influent, par les fonctions qu'elles opèrent, non seulement sur le développement de certaines autres parties, comme la barbe et les poils (ce que tout le monde sait), mais encore sur le développement des os.

Les enfans qui commencent à *se mastur-ber* de bonne heure, sont aussi sujets à la même espèce de rachitisme. J'ai vu plusieurs de ces malheureuses petites créatures, tellement adonnées à cette passion destructive, qu'il falloit non-seulement attacher leurs mains, mais encore leur corps, pour les empêcher le plus possible de s'y livrer pendant la nuit, et qu'on étoit encore forcé de les surveiller pendant le jour. Tous ces soins et la plus grande surveillance ont été très-souvent inutiles.

J'ai vu quatre à cinq de ces enfans, qui se sont courbés vers l'âge de quinze à dix-huit ans, de manière que leur dos faisoit la plus grande convexité, et que le bas-ventre paroissoit rentré sous la poitrine ; les extrémités des os longs, sur-tout celles qui forment les coudes et les genoux, s'étoient extrêmement gonflées ; les jambes s'étoient déjetées en dehors; leurs muscles étoient à peine développés ; leurs yeux étoient creux, leur visage d'un pâle blanc comme la chair de chapon, et leur voix aiguë. On eût dit, si on eût voulu juger de leur âge par le développement de leur corps, qu'ils n'avoient pas plus de douze ans ; ils étoient d'une foiblesse extrême, tant pour le physique que pour le moral, et sont devenus imbécilles long - temps avant leur mort.

D'autres enfans, qui ont eu assez de force pour se soustraire de bonne heure à leur perverse habitude, ont tiré un grand avantage de l'usage des bains presque froids, de l'extrait de quinquina pris intérieurement, seul, ou mêlé avec les fleurs martiales de sel ammoniac, d'un bon régime, d'un changement d'air , des frictions sur l'épine et sur les extrémités. Ils ont pris de nouvelles forces ; leur taille et leurs membres se sont plus régulièrement développés , tant relativement aux os qu'aux muscles : les laitages, en pareil cas, ne nous ont pas paru réussir.

ARTICLE HUITIÈME.

Inflexions de la Colonne Vertébrale par la Contraction des Muscles.

OBSERVATION (A).

Un citoyen de Nîmes, officier dans les troupes de la république, fortement constitué, tant par la charpente osseuse que par les muscles, accoutumé aux exercices de la chasse, à pied, à cheval, jouant parfaitement bien de la paume, et bon danseur, après une longue et pénible fatigue d'équitation, fut mouillé par une abondante pluie ; il ne put changer de linge, coucha et dormit dans l'humidité. Peu de temps après, il eut des douleurs dans les membres, de la difficulté à se mouvoir, et sur-tout de la peine à faire les plus légers mouvemens du tronc ; son épine se ploya peu à peu, et à un tel point, qu'elle se courba considérablement ; la tête étoit inclinée et renversée sur l'épaule gauche.

Le malade, après avoir fait divers remèdes internes et externes, conseillés par plusieurs médecins , étoit allé prendre les bains et les douches de Lamalou , dans la ci-devant province de Languedoc ; il en retira beaucoup d'avantages ; ses mouvemens furent moins gênés : il se maria , et vint ensuite à Paris pour consulter les gens de l'art , afin d'obtenir d'eux une parfaite guérison.

J'ai vu ce malade avec des médecins et des chirurgiens habiles ; et , après l'avoir examiné conjointement et séparément, nous avons décidé que la contorsion de l'épine provenoit d'une inégalité dans la contraction de ses muscles ; que l'action des uns n'étant pas contre-balancée par l'action des autres, il falloit nécessairement que l'épine fût courbée du côté où les muscles étoient le plus fortement contractés.

Après un examen de divers moyens curatifs proposés dans la consultation , on a cru que le meilleur remède étoit celui que le malade avoit le plus heureusement éprouvé, les bains de Lamalou, conjointement aux exercices du corps les plus variés.

Notre avis a été suivi ; le malade s'est rendu une seconde fois en Languedoc : l'épine s'est redressée, et sa taille a recouvré sa rectitude primitive.

O B S E R V A T I O N (B).

J'ai vu un jeune homme de dix - sept ans, d'une taille fluette, et qui, dans l'espace d'un an, avoit prodigieusement grandi, se courber si rapidement, qu'en moins de six mois il étoit devenu très-bossu. Il avoit la tête penchée en avant; la poitrine étoit enfoncée au bas du sternum ; il y avoit un grand creux dans la région épigastrique, tandis que la région hypogastrique étoit très-saillante. Ce jeune homme s'étoit horriblement livré à la masturbation ; des crachemens de sang survinrent, et il périt de la phthisie pulmonaire.

Il paroît que l'inflexion de l'épine, survenue au jeune homme dont nous venons de parler, a d'abord été l'effet de l'inégalité de contraction et de force des muscles de l'épine, et qu'ensuite les vertèbres se sont déformées, comme cela arrive souvent chez les phthisiques.

O B S E R V A T I O N (C).

Une jeune fille de la citoyenne Reboul, marchande

marchande aux piliers des halles, âgée de trois ans, avoit de temps en temps l'épine très-contournée ; mais les contorsions n'étoient pas durables, cessant quelquefois très-vîte, et d'autres fois durant plusieurs heures. Je fus appelé plusieurs fois, pour l'aller voir promptement ; mais souvent, au moment que j'arrivois, cette prétendue bosse étoit dissipée ; je vis bien que cette courbure fugace de l'épine étoit l'effet de quelques violentes contractions des muscles moteurs du tronc. L'enfant avoit ses dents ; elle se frottoit souvent le nez, et elle avoit de fréquentes coliques. Divers vermifuges, successivement prescrits, ne firent rendre aucuns vers ; des bains et des boissons anti-spasmodiques, simples et pharmaceutiques, terminèrent par diminuer le spasme des muscles de l'épine : on fit des frictions extérieures avec de l'huile animale de *Dippel*, camphrée, et l'enfant guérit.

OBSERVATION (D).

Une dame (la marquise de Gage) éprouvoit des douleurs de colique vermineuse si violentes, que les muscles de l'épine entroient dans des convulsions si fortes, que l'épine en étoit très-ployée, et même qu'elle

P

resta plusieurs fois des jours entiers renversée. Après l'expulsion de quelques vers par
les anti-helmintiques, des bains, des boissons émollientes et anti-spasmodiques, les
spasmes musculaires cessèrent, et la taille
redevint parfaitement droite.

OBSERVATION (E).

Dans le mois de novembre 1785, une
dame de Beauvais m'amena, de la part de
mon malheureux collègue *Roques*, un garçon de douze ans, d'une forte constitution,
et qui avoit toujours joui d'une bonne
santé. Un jour, en jouant avec ses cama-
rades, il se laissa rouler dans un fossé ; il
poussa de hauts cris, et ne put se relever.

On ne remarqua sur son corps ni contu-
sion, ni meurtrissure ; cependant l'enfant
éprouva de vives douleurs, dont il désignoit
le siége dans la région lombaire droite. Il
ne put se redresser ; porté dans son lit, huit
jours s'écoulèrent sans que l'enfant pût s'en
relever. On essaya ensuite de le tenir debout,
et de lui faire faire quelques pas. Dans huit
ou dix jours d'une pareille épreuve, pénible et douloureuse, il put marcher dans sa
chambre ; mais voyant qu'il avoit la cuisse
droite très-fléchie, et qu'il ne pouvoit l'é-

tendre que très - imparfaitement, on crut devoir me le conduire à Paris, pour me le faire examiner : ses douleurs étoient alors bien diminuées.

Cependant, lorsque l'enfant vouloit étendre la cuisse, il souffroit vivement, et il rapportoit le siége de sa douleur dans la région lombaire droite; les vertèbres étoient contournées, de manière que la portion lombaire formoit une courbure latérale, dont la convexité étoit à gauche, et la concavité à droite : les vertèbres dorsales, ployées dans un sens contraire, formoient un arc, dont la convexité étoit à droite, et la concavité à gauche; la portion cervicale étoit courbée dans le sens des vertèbres lombaires; d'où il résultoit que les fausses côtes droites inférieures étoient très - rapprochées de l'os innominé droit, que l'épaule droite étoit plus relevée que la gauche, et que la tête en étoit très-rapprochée. A ces courbures latérales, qui existoient comme je viens de les dépeindre, j'ajouterai que l'épine étoit sensiblement contournée de devant en arrière inférieurement, et que supérieurement elle étoit inclinée en avant. Je pensai qu'il falloit attribuer cette distorsion de l'épine à une contraction de ses mus-

cles, dont peut-être quelques-uns étoient
sortis de leurs gaines membraneuses, ou
du moins les avoient tellement distendues,
qu'ils n'étoient plus dans leur première direction; qu'ils avoient attiré les parties osseuses auxquelles ils s'attachent, jusqu'à ce
qu'il y ait eu une espèce d'équilibre entre
eux; qu'il y avoit peut-être encore dans ces
gaines musculeuses de l'humeur synoviale
plus ou moins épaissie : ce qui me détermi-
noit à conseiller d'abord l'usage des bains et
des douches des eaux savonneuses ; ensuite
de faire faire à l'enfant les exercices les plus
variés, graduellement, et même un peu
forcés. Je citai d'heureux exemples de cette
pratique, rapportés par *Andry* dans l'*Orthopédie*, et d'autres encore ; et j'ajoutai
qu'il falloit à cet effet soumettre l'enfant à
quelqu'un d'instruit qui le verroit souvent,
et qui présideroit en quelque manière à son
traitement et à ses divers exercices. Mes
conseils furent suivis. L'enfant a terminé
par être un peu moins courbé, et par marcher beaucoup mieux avec une canne. Je
l'ai perdu de vue ; il a pu guérir complétement.

REMARQUES.

Quoique l'épine se maintienne dans sa po-

sition naturelle, principalement par l'har-
monie des articulations des apophyses articulaires des vertèbres entre elles, par les ad-
hérences que leurs corps, espèces de cylin-
dres osseux, ont ensemble, moyennant les
couches cartilagino-ligamenteuses élastiques, qui leur sont interposées, et moyennant encore les longs et courts ligamens
droits et obliques, dont les vertèbres sont
presque entourées, il faut de plus, pour que
la colonne vertébrale, qui est d'une grande
souplesse, soit flexible et maintenue dans
une extension requise, que les muscles,
consacrés par la nature à la mouvoir et à la
fixer, jouissent de toute leur énergie; sans
cela, ou l'épine se contourne d'une manière
contre nature, ou elle se ploie par son
propre poids.

Les muscles postérieurs sont-ils dans
une trop forte contraction, l'épine se
renverse directement en arrière; sont-
ils seulement contractés d'un seul côté,
elle est portée latéralement vers eux.
Mais si les muscles extenseurs manquent
de force, comme cela arrive dans les
personnes fluettes, délicates et grandes,
foibles, paralytiques, l'épine se ploie et se

déjette en avant (1). Cela survient d'une manière remarquable aux personnes qui ont fait un long usage des corps, et chez lesquelles les muscles du dos, faute d'être habitués à agir, ont terminé par perdre leur force ; comme cela survient encore à celles qui tombent en foiblesse : alors les muscles du dos ne soutenant plus l'épine en extension, elle se plie en avant par son propre poids, ou par celui de la poitrine, qui lui est attachée. Dans la vieillesse, l'épine se courbe aussi de la sorte, non-seulement parce que les muscles extenseurs n'ont plus assez de force pour la maintenir en extension, mais encore parce que les ligamens antérieurs longs et courts se sont raccourcis en se racornissant, et que les coussins cartilagino - ligamenteux, placés

---

(1) *Aretée* a remarqué que les jeunes gens qui éprouvoient un écoulement involontaire de la liqueur prolifique, terminoient par s'affoiblir, se courber, comme les vieillards.

Quod si juvenes hoc actu laborant, dit - il, *omnes senilem corporis habitum induant necesse est, quippe qui segnes fiant . . . . recurvi . . . . membris graves . . . . cruribus impotentes.* De morb. diutur. vol. 11, lib. 11, pag. 5.

entre leurs corps, se sont desséchés, peut-
être par la diminution dans la sécrétion de
cette humeur glaireuse, qui doit lubrifier
leurs lames circulaires ; et peut-être encore
parce que le cylindre muqueux, contenu
dans le milieu de ces espèces de couches
élastiques, n'existant plus chez les vieillards,
elles supportent tout l'effet de la pression
des vertèbres : ce qui doit les affaisser et
détruire même leur flexibilité, de laquelle
dépend celle de l'épine.

On peut ajouter aux observations rapportées ci-dessus, sur les courbures de la
taille occasionnées par le vice des muscles,
celles rapportées par *Gouey*, Chirurgie,
page 166 ; par *Tulpius*, Obser. *lib. iv,
cap. v* ; par *Bonet, Sepulchret. Anatom.*
article *de Convuls.* Obser. xxxiii ; par
Lorry, de Melancholiâ, pag. 115 ; et par
Sauvages, Nosol. tom. i, page 437, qui a
cité tous ces auteurs. On trouvera aussi des
exemples de pareilles inflexions de la colonne vertébrale dans *Lieutaud*, Hist. anat.
tom. ii ; dans le Journ. de Trév. an. 1722.

Toutes ces espèces de bosses ne sont pas
également incurables ; celles qui proviennent de la convulsion des muscles se gué-

rissent bien plus facilement que celles qui dépendent de la paralysie ; et, dans ces deux cas, il faut suivre le traitement approprié à la cause.

Les muscles se fortifient par l'exercice ; il faut faire agir ceux qui sont foibles, et faire reposer ceux qui sont forts : il faut attirer sur les premiers l'humeur nourricière, le principe fortifiant, par des frictions sèches, les douches des eaux minérales, &c. Si la contraction des muscles étoit occasionnée par quelque humeur rentrée, on recourroit à l'application des vésicatoires, au seton, au moxa ; mais il ne faut pas ignorer que plus d'une fois on a vu ces bosses et contorsions musculaires cesser après quelque effort inopiné, qui a remis les muscles dans leur place primitive (1).

Les bosses qui surviennent aux vieillards sont incurables ; mais alors il faut s'occuper à soutenir le corps par quelque moyen mécanique, comme nous l'avons dit dans le mémoire sur ce genre de bosses, imprimé parmi ceux de l'académie, année 1773.

-----

(1) *Voyez* à ce sujet l'Orthopédie d'Andry, tome 1.

SECONDE PARTIE.

DU RACHITISME EN GÉNÉRAL.

ARTICLE PREMIER.

Du Rachitisme Essentiel.

TEL est le résultat de mes observations sur le rachitisme, qui succède ou qui se joint à diverses maladies. Celles que nous avons rapportées sur ces rachitismes secondaires, prouvent qu'ils sont très-communs, sur-tout celui qui dépend du vice scrophuleux.

On croiroit cependant, si l'on s'en rapportoit à l'opinion de plusieurs auteurs célèbres, que le rachitisme essentiel est bien plus commun qu'il ne l'est : quelques auteurs même n'ont considéré le rachitisme que sous ce seul point de vue. Quant à moi, je suis d'un avis bien différent ; car non-seulement je pense que le rachitisme essentiel est très-rare, mais encore je suis porté à croire que la plupart de

ceux qui ont été réputés pour tels, eussent
pu être rapportés à l'une des espèces symp-
tomatiques, dont nous avons déjà parlé
ci-dessus, si on avoit voulu s'enquérir des
causes qui les avoient occasionnés.

En effet, on voit sans peine que la plupart des rachitiques, dont il est fait mention dans nos livres, n'ont été atteints de
cette maladie qu'après avoir essuyé celles
qui l'occasionnent ordinairement; et s'il en
est quelqu'un chez lequel on n'ait pu découvrir l'une de ces causes, ordinairement
c'est parce qu'on a négligé de l'observer
lorsqu'elle s'est manifestée, ou parce qu'elle
n'a pas été assez exprimée par des signes
extérieurs pour être apperçue.

Il peut se faire encore que la raison pro-
vienne de ce qu'on n'a pas été assez persuadé
que le vice vénérien pouvoit exister dans un
individu, quoiqu'il n'en portât pas les symptômes sur les parties extérieures de la génération; qu'il pouvoit être atteint du vice
scrophuleux, sans avoir de l'engorgement
dans les glandes du cou, ni dans celles du
mésentère; et enfin qu'il pouvoit bien être
affecté du vice scorbutique, sans pour cela
avoir les gencives gonflées, saignantes, &c.

Mais ce qui auroit pu détromper à cet égard, c'est que plusieurs sujets, qu'on croyoit affectés du vice essentiel rachitique, ont été traités avec succès par les mercuriaux, combinés avec les anti-scorbutiques et avec les eaux minérales alumineuses ; ce qui fait croire de plus en plus que le rachitisme tenoit alors ou au vice vénérien, ou au vice scrophuleux, et qu'il n'étoit pas *essentiel*.

Qu'on dise, si l'on veut, que ce traitement peut également convenir au vice essentiel rachitique, c'est peut-être peu important, pourvu que nous ayons une méthode sûre de le traiter, bien plus sûre que celles purement empiriques, qui sont d'un usage trop fréquent, et qui ne sont jamais suivies d'heureux effets. Combien de fois n'ai-je pas prescrit inutilement la garance en poudre, en décoction, tant recommandée par les auteurs indistinctement dans le rachitisme, excepté cependant dans celui qui est compliqué d'obstruction des viscères du bas-ventre ! Car alors cette plante peut être utile comme apéritive, ainsi que les racines de patience, de persil, et les sucs des plantes apéritives, avec les cloportes, que divers médecins ont encore recommandés indistinctement dans toute espèce de rachitisme, quoiqu'ils ne conviennent que dans celui qui est la suite des engorgemens, abdominaux principalement.

L'attriplex rubra, le marrube blanc, plantes auxquelles *Geoffroy* attribue, dans sa *Matière Médicale*, des propriétés contre le rachitisme; la fougère fleurie et l'osmonde, que *Jean Ray* et *Hermann* comprennent parmi les remèdes anti - rachitiques, n'ont point répondu à leur éloge. Le colchotar de vitriol, prescrit intérieurement par *Mayow*, par *Boyle*, quoique son usage ne soit pas sans danger, a été inutilement prescrit par les médecins; les préparations martiales même, recommandées par *Sauvages*, ne nous ont pas paru comparables, par leur efficacité contre le rachitisme, aux mercuriaux combinés avec les anti - scorbutiques.

Je n'ai pas non plus retiré de la gentiane, ni du houblon, ni des autres amers, les avantages que quelques personnes célèbres dans l'art de guérir leur attribuent; même contre le scorbut, ils ne m'ont jamais paru remplacer ni le cresson de fontaine, ni le cochléaria, &c. Je n'ai jamais vu non plus

les sudorifiques , les céphaliques, tant vantés contre le rachitisme par *Duverney* (1),
produire des effets utiles, sur - tout s'ils
sont administrés seuls. C'est à l'expérience
qu'il appartient de prononcer sur l'efficacité
ou sur le danger des remèdes ; notre opinion n'en est aussi qu'un simple résultat.

----

(1) *Voyez* le Traité des Maladies des Os de cet
auteur, tome II, page 331.

ARTICLE SECOND.

Des Symptômes du Rachitisme.

LES auteurs disent que c'est ordinairement vers l'âge de neuf à dix mois, jusques
à-peu-près vers celui de trois à quatre ans,
que les effets du rachitisme se font ressentir (1). Mais cette assertion est trop générale, puisque les enfans qui naissent de parens infectés du vice vénérien, en sont quelquefois visiblement atteints en naissant, ou
du moins qu'on en découvre bientôt en eux
les symptômes ; que ceux qui deviennent
rachitiques par vice scrophuleux, en ont les
marques en des temps plus ou moins éloi-
gnés de leur naissance, et qu'on ne peut
fixer, étant tantôt très-proches, et tantôt
très-éloignés de la naissance ; de même que
le rachitisme qui se joint aux engorgemens
des viscères abdominaux, lequel peut survenir peu de temps après la naissance de

---

(1) Lieutaud, *Synopsis Universæ Praxeos Med*
tom. I, page 385.

l'enfant, dès qu'il a commencé à user d'un mauvais lait, ou ne se montrer que lorsqu'il prend des nourritures plus fortes, et enfin ne se manifester que beaucoup plus tard.

En général, on peut assurer que le rachitisme vénérien (1), le scrophuleux (2), le scorbutique (3), celui qui est la suite des maladies de la peau (4), peuvent avoir lieu dans tous les âges, et que celui qui est l'effet du vice arthritique (5) survient plus rarement aux jeunes personnes.

On peut cependant dire qu'en général les jeunes sujets sont très - exposés au rachitisme, et qu'il est rare que les adultes, et les vieux hommes encore plus, deviennent rachitiques. Il paroît que les os en sont d'autant plus facilement affectés, qu'ils sont moins durs ; mais cette assertion n'est que-générale, puisqu'on a des exemples de courbures, de ramollissemens et d'autres affections des os, qui constituent le rachi-

---

(1) Article premier.
(2) Article second.
(3) Article troisième.
(4) Article quatrième.
(5) Article sixième.

tisme dans les adultes, dans les vieillards
même : il semble cependant qu'on a observé un plus grand nombre de femmes rachitiques que d'hommes.

Dans les enfans le rachitisme est ordinairement annoncé par la maigreur du corps,
par l'aridité de la peau, qui devient terne
en même temps qu'elle se durcit (1);
elle semble aussi se détacher des muscles,
sans doute parce que le tissu cellulaire qui
la lie à eux, n'est plus suffisamment rempli
de graisse.

Par le gonflement du ventre, par la foiblesse des membres, par les troubles de la
dentition (2); ces enfans bavent beaucoup

------

(1) *Voyez* les observations que nous avons rapportées ci-dessus en divers articles, et l'ouvrage de MOR-
GAGNI, *De Sed. et Caus. Morborum*, epist. XLIV,
article XVII.

(2) Article cinquième, page 66.

Voyez la dissertation de BUCHNER, *De Rachitide
perfectâ et imperfectâ*, Argentor. 1754, dans laquelle
l'auteur parle d'un grand nombre d'enfans devenus rachitiques après les accidens les plus graves de la dentition;
il eût pu en citer un plus grand nombre, qui n'ont
éprouvé des accidens dans la dentition que parce qu'ils
étoient déjà plus ou moins rachitiques.

ordinairement,

dinairement, et ont aussi souvent la tête
plus grosse que les autres, relativement aux
diverses parties de leur corps (1). Mais cela
n'est pas constant ; car quelquefois la tête
est plus petite qu'elle ne doit être, comme
Hunauld l'a remarqué (2), et comme nous
l'avons aussi observé (3) ; alors quelquefois les os du crâne sont plus durs , sinon
par-tout , du moins en divers endroits ,
qu'ils ne seroient même à un âge plus
avancé (4) ; leurs facultés spirituelles alors,
au lieu d'être avancées comme elles le sont
dans les autres enfans rachitiques (5), le

---

(1) *Voyez*, article v, les observations I, III, IV, V.
(2) Académie des Sciences, 1734.
(3) J'ai vu, avec *Ant. Petit* et *Louis*, un enfant
de la citoyenne Dubourg, qui est resté imbécille pour
avoir la tête trop petite ; il est mort de paralysie suc-
cessive des extrémités au tronc, et du tronc à la tête.
J'ai aussi vu, avec *Baudelocque* et *Lassus*, un enfant
de la citoyenne C** G***, dont la tête étoit très-
petite et vicieusement conformée, qui a toujours resté
dans une espèce de stupidité, et qui est mort d'affection
paralytique.
(4) Article v, observation c.
(5) Suivant *Duverney*, Maladies des Os, tome II,
page 290, les enfans rachitiques sont beaucoup plus sérieux que les autres. Mais cela n'est pas constant ; j'ai vu
des rachitiques qui étoient fort gais.

Q

sont moins que dans ceux qui sont bien conformés.

Cependant on ne doit pas croire que les facultés de l'ame aient d'autant plus d'énergie que la tête est grosse ; car il y a des enfans rachitiques qui deviennent imbécilles à proportion qu'elle acquiert du volume. *Buchner* dit avoir vu plus d'enfans rachitiques stupides que d'autres (1) ; ce qui est le contraire de ce que l'on croit à cet égard. Le rachitisme qui survient aux enfans par raison de mauvaise nourriture, est précédé d'un gonflement de ventre, occasionné par l'engorgement du foie, de la rate, du mésentère, quelquefois de ces trois parties à la fois, mais plus souvent du foie seulement.

Ces enfans tombent dans l'atrophie ; les os longs des extrémités forment des nœuds plus ou moins difformes, d'abord parce que les chairs, ayant perdu de leur volume, ne remplissent pas les creux extérieurs qui les entourent, et ensuite parce que les extré-

---

(1) *Ego saltem plures stupidos rachiticos, quàm facultatibus animæ valentes, hactenùs vidi, etsi hos quoque viderim.* *De rachitide*, art. XIII.

mités osseuses acquièrent elles-mêmes un surcroît de volume. Les os du carpe se tuméfient ; les extrémités sternales des côtes se nouent ; l'épine se dévie ; les os des extrémités se courbent.

Ainsi les os s'altèrent et dans leur forme et dans leur texture , secondairement ; au lieu que dans les rachitismes provenans des autres vices , les os sont ordinairement affectés primitivement (1). On peut même voir par les exemples que nous avons rapportés , qu'alors souvent les effets du rachitisme se bornent aux os. La carie qui en est quelquefois la suite, l'est bien plus fréquemment dans le rachitisme vénérien que dans les autres ; elle attaque aussi les os dans les scorbutiques , et encore assez souvent dans le rachitisme qui est la suite des éruptions cutanées (2).

Il est impossible de rendre raison de tous ces effets ; qu'il nous suffise d'en constater la réalité, pour en pouvoir mieux connoître et prévenir les suites. On ne peut pas non

____

(1) *Voyez* les observations rapportées dans les articles I, II, III, IV.

(2) Article IV.

plus dire pourquoi tels os sont plutôt affectés que tels autres ; car quoiqu'en général
ce soient les os spongieux , les vertèbres et
les extrémités des os longs , qui sont le
plus fréquemment altérés , quelquefois cependant ce sont seulement les corps des os
longs qui se courbent, sans qu'il y ait aucune altération dans les vertèbres , ni déviation dans la taille ; et si l'on voit ordinairement la courbure de l'épine précéder
celle des extrémités, quelquefois on voit le
contraire , quoique aussi très - souvent la
taille se courbe seule, sans qu'il survienne
après aucune affection des extrémités.

Il est inutile de faire cette remarque ,
puisque de pareils bossus sont sous les yeux
de tout le monde.

C'est de la courbure de l'épine que le rachitisme a tiré son nom (1) , comme si ceux
qui l'ont droite , et qui ont les extrémités
torses et les apophyses gonflées, le sternum
ployé, les côtes nouées, &c. n'étoient pas
rachitiques.

Cette maladie , consistant dans un virus
qui porte ou sur tous les os à la fois , ou

______

(1) *Voyez* l'introduction, page 5.

sur quelques - uns seulement, n'existe pas moins soit que l'épine soit déviée , soit qu'elle ne le soit pas ; comme aussi lorsque les courbures de l'épine ont lieu , quelque variées qu'elles soient, par cause interne, et si elles ne proviennent toutefois de l'inégalité de contraction des muscles , elles doivent être regardées comme un effet du rachitisme, quelque variation d'ailleurs qu'il y ait dans les symptômes résultans de l'affection de la moelle épinière, du cerveau , des poumons , du cœur , et des viscères du bas-ventre , dont les lésions peuvent alors être bien grandes , et diversement variées , selon les différens degrés de pression que les parties osseuses exercent sur les parties molles.

ARTICLE TROISIÈME.

Résultat de l'Anatomie des Rachitiques.

Les rachitiques sont presque toujours plus petits que les autres hommes, ou au moins ils sont plus petits qu'ils n'eussent été, s'ils eussent joui d'une bonne santé ; et comme le vice rachitique peut agir chez les enfans plus ou moins vîte sur les os, leur accroissement est plus tôt ou plus tard borné (1), souvent sans qu'il y ait en eux aucune altération sensible dans les autres parties du corps, quelquefois même sans qu'il y ait aucune courbure ni aucun gonflement dans les os : alors ils n'acquièrent pas la hauteur ordinaire, et sont même quelquefois plus grêles (2). Mais s'ils ont apporté ce vice en naissant, ils sont plus petits que les autres hommes, quoique quelquefois bien proportionnés dans tous leurs membres : tel étoit sans doute cet

____

(1) *Voyez* partie I, article II, observation F.
(2) *Voyez* l'observation rapportée ci-dessus, art. II.

enfant, dont il est fait mention dans les Mémoires de l'Académie des Sciences, année 1742, qui n'ayoit que vingt - deux pouces de long à l'âge de cinq ans. Quelquefois les os grossissent sans s'alonger proportionnellement, et d'autres fois les os perdent de leur longueur en même temps que de leur grosseur, en se ramollissant plus ou moins ; ce qui fait que des personnes d'une haute stature sont devenues très-petites (1).

Dans le rachitisme, la structure de tous les os est quelquefois changée, gonflée, très - ramollie (2), ou seulement la substance osseuse est altérée dans quelques os (3), ou encore dans quelqu'une de ses parties (4), ou dans plusieurs os, mais non dans tous. Quand ces os sont ramollis, ils sont ordinairement gonflés ; et les os spongieux, tels que ceux du carpe, du tarse, les extrémités sternales des côtes,

---

(1) *Voyez* l'article précédent.

(2) *Voyez* l'article précédent.

(3) *Voyez - en* la preuve dans tous les articles ci-dessus.

(4) Articles I, II, III, IV, des ouvertures des corps.

le sternum, les corps des vertèbres, les extrémités des os longs, sont les plus sujets à cette altération. Mais les parties les plus dures, des os, comme les corps de ceux qui sont longs, les os du crâne les plus compactes, ont été ramollis plusieurs fois, en même temps que les autres, ou bien ils ont été ramollis seuls (1), les autres os, d'une texture bien plus molle, ayant conservé leur solidité et leur configuration naturelles. Souvent (2), auprès des parties osseuses ramollies, il en est d'autres qui sont plus dures qu'elles, que dis-je? plus dures que dans l'état ordinaire; et elles sont plus cassantes, plus friables (3). Cela a sur - tout lieu dans des rachitismes qui ne proviennent pas d'un vice scrophuleux, &c.

La plupart des rachitiques ont la tête plus grosse que la hauteur de leur corps ne le comporte; et ce n'est pas parce que le tronc n'a pas pris un accroissement relatif, ce qui pourroit avoir lieu quelquefois, la nutrition des os ayant été troublée

______

(1) Partie II, article II.
(2) Partie I, articles IV, VI.
(3) Partie I, article II.

par un rachitisme accidentel ; et alors les
parties qui doivent croître les dernières,
comme les vertèbres, acquièrent moins de
hauteur, mais parce que la tête a réellement pris plus de volume qu'il ne faut. Cependant le crâne et la face ne participent
pas également à cette augmentation de volume : ordinairement c'est dans les os du
crâne seul qu'elle a lieu ; et, parmi ceux-ci,
ce ne sont que les os de la calotte qui ont
acquis ce surcroît d'étendue, car les os de
la base du crâne, et ceux de la face n'ont pas
souvent alors plus de volume qu'à l'ordinaire. Que dis-je ? il n'est pas rare qu'ils en
aient moins qu'ils n'en auroient dans un sujet bien portant. Parmi les os de la calotte du
crâne qui se développent le plus, on doit
distinguer les pariétaux dans leur totalité,
et les parties supérieures du coronal, de
l'occipital, les portions écailleuses des temporaux, et jusques aux grandes ailes des
sphénoïdes. Ces parties osseuses s'étendent
en surface, et diminuent en épaisseur, au
point qu'elles sont quelquefois si minces,
et si peu endurcies dans un âge même
avancé, qu'à peine y distingue-t-on les
parties ossifiées, de celles connues sous le

nom de fontanelles, qui ne le sont pas.

Cet excès d'extension dans les os du crâne provient sans doute et de l'inégalité du défaut et de nutrition des os. Lorsque la nutrition et l'accroissement du cerveau sont trop considérables, la texture de ce viscère est ordinairement, dans la plus grande partie de sa substance, beaucoup moins ferme que dans l'état ordinaire, comme nous le dirons plus bas, tandis que les os de la base du crâne ont quelquefois alors autant et quelquefois plus de dureté que dans les sujets du même âge. Les os de la calotte du crâne, ou plutôt les membranes, ont quelquefois si peu de solidité, qu'il est arrivé plus d'une fois qu'elles se sont déchirées en plusieurs lambeaux au moment de l'accouchement, et ont laissé échapper le cerveau, qui, se mêlant et se confondant avec les eaux, en a augmenté la consistance, troublé la pelluncidité, et il n'est resté à l'enfant que la base du crâne. De tels sujets ont ensuite été regardés comme acéphales, mais sans raison.

J'ai soigneusement examiné le corps de quelques enfans qu'on croyoit être venus à terme sans tête, et qu'on nommoit acéphales, et j'ai cru reconnoître, ou par l'histoire de la mère qui avoit été plus ou moins malade pendant la grossesse , ou par celle de l'accouchement qui avoit été plus ou moins laborieux, et par l'examen des eaux plus ou moins bourbeuses, et encore par l'inspection des os du crâne, auxquels étoient attachées des portions membraneuses, rudimens des os de la calotte du crâne ; j'ai cru reconnoître, dis-je, que ce n'étoit qu'au moment de l'accouchement que cette séparation de la calotte du crâne et de la base s'étoit faite ; aussi ne crois je pas qu'il y ait de véritables acéphales.

Les hernies du cerveau et du cervelet, avec lesquelles les enfans viennent quelquefois au monde en naissant, sont l'effet d'un défaut d'ossification plus ou moins considérable des os du crâne, ainsi que le *spina biffida* l'est du défaut d'ossification de la portion postérieure de l'anneau des vertèbres. N'est-ce pas aux effets du rachitisme qui se sont déjà fait ressentir sur les os de l'enfant dans le sein de sa mère, qu'il faut attribuer ces défauts malheureux de conformation ?

Plus les os de la calotte du crâne sont

développés dans les rachitiques, moins ceux de la face le sont proportionnellement ; ce qui la fait paroître d'autant plus courte. L'accroissement des dents étant encore plus ou moins retardé ou dérangé (1), il n'est pas étonnant, quand on fouille l'intérieur des os maxillaires, qu'on y trouve les alvéoles et les dents qu'ils renferment plus ou moins développées, et dans un ordre très-vicieux.

Plusieurs des vertèbres sont dépourvues d'apophyses épineuses dans les enfans rachitiques, et plus souvent les inférieures que les supérieures ; la poitrine, qui doit être évasée et légèrement arrondie sur les côtés, a quelque chose de vicieux, soit dans sa forme, soit dans sa capacité (2) ; l'ossification même des os du bassin paroît quelquefois plus avancée qu'il ne conviendroit.

Il est rare que les enfans portent en naissant, même dans les os de leurs extrémités supérieures et inférieures, quelque chose de vicieux, ou du moins que l'on puisse apercevoir comme tel ; ce n'est que quel-

____

(1) *Voyez* partie I, article VI, observation V.
(2) Article II, observ. X ; article VI, observ. VII.

que temps après la naissance que les os du carpe se tuméfient plus qu'il ne faut, ainsi que ceux du tarse; que les extrémités des côtes se nouent; que celles des os longs s'amplifient, et que les os prennent une courbure vicieuse.

La texture des os des rachitiques change d'une manière étrange; on peut dire qu'ils se gonflent en général d'autant plus qu'ils sont spongieux. Mais cela n'est rien moins que constant, puisque quelquefois ce sont les os les plus durs qui se sont tuméfiés le plus.

Cependant cela n'est pas absolument constant, puisque nous avons dit dans cet ouvrage, que dans certains rachitismes on avoit trouvé les os endurcis en divers endroits et aussi cassans, qu'ils étoient flexibles en d'autres endroits (1); les lames des os gonflés étant plus écartées, leurs cellules sont plus amples, et contiennent plus de moelle, laquelle est d'une consistance variable, étant tantôt plus et tantôt moins coulante, plus rouge, comme du sang, ou plus blanche, comme de la lymphe, et en

____

(1) Article vi, observation i.

aussi grande quantité quelquefois, que l'os en est imbibé.

Il semble que les os soient quelquefois détruits par une espèce de suppuration, et ce qu'il y a de plus étonnant, sans qu'il y ait même eu de douleurs ni fièvre antécédentes qui l'aient indiqué. Des vertèbres ont été trouvées dans une espèce de putrilage. *Camper* en rapporte un exemple qu'on peut ajouter à ceux qui ont été cités précédemment. Il trouva les corps des vertèbres d'un enfant *penitùs contrita ac in pus versa* (1). Ce pus, n'ayant pu s'écouler à cause de l'enveloppe ligamenteuse des corps des vertèbres, avoit coulé sous elle, jusques vers l'aîne, sous l'aponévrose du psoas droit, et y avoit formé un dépôt considérable.

Quelquefois la texture des os n'est pas spongieuse en proportion de leur développement ; au contraire, j'ai vu des os dont les cellules étoient pleines de substance cartilaginiforme, même osseuse. Les tuyaux médullaires des os longs sont

______

(1) *Demonstrationes Anatomicæ, de Pelvi*, lib. II, cap. I, art. VI.

quelquefois rétrécis et oblitérés dans les rachitiques, ou dans toute leur longueur, ou dans quelque endroit de leur étendue seulement ; mais tellement, qu'on ne peut plus les distinguer (1). Les cellules même des extrémités sont agrandies, et pleines d'une substance osseuse, l'os étant plus gonflé, ou ayant conservé son volume naturel.

Dans d'autres individus dont j'ai examiné les os, les cavités intérieures s'étoient agrandies à proportion de leur volume, sans contenir plus de moëlle ; alors les os, quoique plus volumineux, ne pesoient pas davantage : bien plus, il est des sujets chez lesquels les os se ramollissent à proportion qu'ils se gonflent, et deviennent, pour la consistance, comme des chairs ; ce qui a sans doute fait donner à ce changement dans les os le nom d'ostéosarcose. Mais il est difficile de comparer cette chair osseuse à aucune autre espèce : d'abord on ne peut la comparer avec les cartilages, de quelle nature qu'ils soient ; elle n'a pas le poli ni la blancheur des car-

____

(1) *Voyez* le Trésor Anatomique de *Ruysch*.

tilages articulaires ; elle n'a pas non plus la consistance filamenteuse des cartilages organiques ; elle ressemble peut-être davantage à celle des cartilages d'ossification.

Il résulte donc des observations recueillies par les médecins, et de celles que nous avons rapportées, que dans beaucoup de sujets dont les os ont été ramollis, les cartilages ont conservé leur consistance naturelle (1).

Les os ramollis n'ont aucune ressemblance avec les ligamens qui sont tissus de fibres longitudinales et serrées, sans autres fibres transversales que quelques filets du tissu cellulaire ; au lieu qu'on remarque presque autant de fibres transversales que de longitudinales, dans la masse des os ramollis.

On ne peut la comparer non plus aux muscles dont les fibres cylindriques, isolées les unes des autres, sont recouvertes par des gaines cellulaires qui communiquent ensemble par des filets ; mais les os ramollis

____

(1) *Voyez* les Observations de *Petit*, Académie des Sciences, 1722; *Morand*, ibid. 1715; *Vater*, *de Morbo Infantum Rachitide*, 1713, in-4°.

ont

ont sensiblement la même structure que le périoste, filets longitudinaux, filets transverses, entre lesquels passent les nerfs et les vaisseaux, soit sanguins, soit lymphatiques. Les cellules sont formées par l'écartement de ces filets, tant aux extrémités que dans le corps de l'os : on les trouve dans les os ramollis pleines d'une substance médulli-forme, liquide et roussâtre. Cependant il y a quelquefois dans les interstices de ces filets ramollis, une substance compacte comme du plâtre, tandis que, dans d'autres rachitiques, les os sont réduits à leur seul parenchyme, et d'autant plus, qu'ils sont davantage dépourvus de la substance osseuse qui en revêt les divers filets, et qui leur donne la solidité.

Quelques-uns des os ramollis par état de maladie, et que j'ai pu examiner après la mort, avoient leurs vaisseaux sanguins beaucoup plus dilatés qu'ils ne sont dans l'état naturel. Il semble qu'avant que les os se gonflent, le sang se portant en plus grande quantité en eux, les vaisseaux sanguins se dilatent, d'une manière semblable à ce qui se passe dans les vaisseaux des parties molles tuméfiées, dans le cancer, ou dans d'autres espèces de carnification, comme dans les loupes, &c. Les os dont la structure avoit été ainsi changée, et que j'ai soumis à l'examen, appartenoient à des rachitiques qui n'avoient éprouvé en eux aucune douleur notable ; il paroît que la plupart des sujets, chez lesquels de pareils ramollissemens des os ont eu lieu, n'ont pas éprouvé de douleurs ; en cela plus heureux que celui dont *L. Petit* a donné l'histoire dans les Mémoires de l'Académie des Sciences, qui souffrit, après une violente fièvre, les plus vives douleurs dans les os, avant leur ramollissement (1).

Quoique le vice rachitique agisse sur les os d'une manière plus frappante que sur les parties molles, il en est cependant peu qu'on trouve dans l'état naturel, dans l'une ou l'autre espèce de rachitisme, soit qu'elles aient été affectées avant les os, soit qu'elles ne l'aient été qu'après. A commencer par le cerveau, il est plus gros, plus volumineux, chez eux, que dans les autres sujets

---

(1) Année 1722. *Voyez* aussi *Van-Swieten*, *de Morbis Ossium*, art. 547, page 938.

du même âge ; son volume est proportionné à celui du crâne, qui est plus ou moins ample : en général, sa texture est relâchée, et aussi molle que de la bouillie. J'ai dit en général ; car cette diminution dans la consistance de la substance cérébrale n'est pas généralement telle dans tous les cas de rachitisme. Celui qui provient du vice scrophuleux est souvent remarquable par l'induration de cet organe (1), ou au moins par quelqu'une de ses parties ; mais dans plusieurs rachitiques, dont la substance du cerveau étoit endurcie, les ventricules étoient pleins d'une eau plus ou moins limpide (2) ; il y en avoit aussi plus ou moins d'épanchée entre la cavité du crâne et le cerveau, ainsi que dans le canal spinal (3), entre les vertèbres et la moelle épinière, et même dans le canal ou ventricule de la moelle épinière (4), dont l'existence dans de pareils sujets est ren-

____

(1) Article I, observations II, III ; article VI, observations III, VI.

(2) Article I, observation II ; article III, observation III ; article VI, observations I, II, III, IV.

(3) Partie I, observation II.

(4) Partie I, article II, observation II.

R 2

due trop apparente pour qu'on en puisse douter. N'est-ce pas aussi à ces deux causes réunies, la collection d'eau dans le canal vertébral et le défaut d'ossification des vertèbres, qu'il faut attribuer le *spina biffida* que les enfans portent en naissant ?

Les poumons ont fréquemment un surcroît de consistance (1), sur-tout dans le rachitisme par vice scrophuleux ; et, ce qui est remarquable, on trouve alors plus ou moins de sérosité épanchée dans la poitrine (2) : aussi les malades de cette espèce périssent-ils souvent après avoir éprouvé les symptômes de l'hydropisie de poitrine ; mais d'autres fois aussi ils meurent si subitement, qu'ils périssent au moment où l'on ne s'y attend pas. A l'ouverture de ces corps, on trouve beaucoup d'eau épanchée dans les deux cavités de la poitrine, ou dans l'une seulement, tantôt dans la droite, tantôt dans la gauche, indistinctement ; fréquemment le péricarde est aussi plein d'eau. Le thymus et le médiastin sont encore souvent remplis de concrétions dans les sujets qui ont péri du rachitisme scrophuleux.

____

(1) Partie I, article II, observation II et suivantes.
(2) Article VI, observation I.

Les viscères du bas - ventre sont affectés d'engorgemens dans la plupart des rachitiques, et ils sont souvent imbibés d'une sérosité épanchée plus ou moins abondante (1); le foie, plus fréquemment encore que les autres viscères, est d'un volume si considérable, qu'il soulève le diaphragme (2), refoule et comprime l'estomac et les intestins, et qu'il prend en quelque sorte leur place. On peut voir, en parcourant l'histoire des ouvertures des corps rapportées ci-dessus, que le foie a été trouvé obstrué dans plusieurs espèces de rachitisme, dans celui sur-tout qui est occasionné dans les campagnes par la mauvaise nourriture des enfans; mais souvent ce viscere ne péche que par son excès de volume, et non par l'altération de sa substance, qui paroît du moins naturelle; mais d'autres fois il est plein de concrétions de diverse consistance, et qui sont stéatomateuses; quelquefois cependant son volume, au lieu d'être augmenté, est à-peu-près naturel, ou même diminué.

____

(1) Partie 1, article 11, observation 1v.
(2) Article v1, observations 1, 11.

La rate, qui est rarement dans son état naturel lorsque le foie est malade, est tuméfiée, endurcie (1), et l'épiploon, ni le pancréas, ni les glandes mésentériques, ne sont pas exempts de pareilles indurations.

La lymphe étant viciée dans les rachitismes vénériens, scrophuleux, et autres, il n'est pas étonnant qu'on trouve, à l'ouverture des corps des enfans qui en ont péri, les glandes lymphatiques tantôt gonflées et comme carnifiées, tantôt obstruées par une matière stéatomateuse, et tantôt réduites en une espèce de suppuratiou ; et ce ne sont pas seulement les glandes intérieures qui sont ainsi affectées, mais même les externes, telles que les maxillaires, celles du cou, des aisselles, des aines, des coudes, des genoux, des mains, des pieds (2).

Les muscles eux-mêmes ont rarement leur couleur et leur consistance naturelles (3); ils sont plus blanchâtres que de coutume : quelquefois leur substance res-

____

(1) Article VI, observation III.

(2) *Voyez* sur-tout partie I, article II, observations I, II, III, IV, V, VI, &c.

(3) Partie I, article II, observations II, III.

semble à du lard, et rarement sont-ils racornis et raccourcis, comme *Glisson* et
Mayow l'ont dit. Un tel changement, s'il
a lieu, n'est que partiel dans quelque membre courbé; car en général les muscles des
rachitiques péchent plutôt par une diminution de consistance, que par l'induration : communément les muscles du dos
sont plus grêles dans ceux qui ont l'épine
courbée; et s'il y a en eux quelque différence dans leur volume, elle est telle,
que les muscles situés dans le sens de la
concavité des os sont plus volumineux,
plus forts, que ceux qui correspondent aux
convexités. Cela s'observe principalement
dans l'épine.

Il n'y a aucune altération sensible dans
le systême nerveux des rachitiques, soit
qu'on considère les nerfs à leur origine, à
leur sortie du crâne, ou du canal vertébral,
soit qu'on les examine dans les diverses
parties internes ou externes dans lesquelles
ils se distribuent; ils ont leur consistance
ordinaire, et ils ne paroissent ni plus, ni
moins gros qu'ils le sont naturellement.
Sans doute que les anatomistes qui ont cru
qu'ils étoient plus volumineux dans les ra-

chitiques que dans les autres individus,
n'avoient pas remarqué que, chez les enfans, les nerfs avoient, pour ainsi dire, pris
leur dernier accroissement, lorsque le rachitisme commençoit à les affecter, tandis
que l'accroissement des autres parties n'é-
toit pas à beaucoup près aussi avancé.

Ceux qui ont assuré que dans les rachitiques les nerfs vertébraux étoient inégaux
en volume, et comprimés à l'issue du canal vertébral, par rapport au rétrécissement des trous de conjugaison des vertèbres, dans les côtés concaves de l'épine
déviée ; ceux-ci, dis-je, ont trop servile-
ment compté sur l'assertion de *Mayow*,
qui l'a dit, trop généralement, fondé sur
quelques observations particulières de rachitisme, et non sur la généralité des
faits (1), et peut-être aussi parce qu'il étoit
persuadé que la courbure de l'épine étoit
le symptôme essentiel du rachitisme, quoiqu'elle n'en soit ordinairement qu'un con-
comitant, et qui peut même manquer. Le
tissu cellulaire qui entoure les nerfs et les
vaisseaux sanguins, qui recouvre les mus-

____

(1) Partie 1, article 11, observ. 1.

cles , et forme leurs gaines , qui entre dans la structure de ces parties , ainsi que dans celle des os , et même des parties internes , en un mot, de toutes celles du corps humain ; le tissu cellulaire de divers rachitiques , au lieu d'une sérosité qui le lubréfie , ou d'une graisse plus ou moins coulante , qu'il contient naturellement, est quelquefois sec et aride : ses fibres , étant collées ensemble , forment alors des membranes et des ligamens solides , et plus durs même que dans la vieillesse la plus décrépite. Delà vient sans doute que la peau qui en est formée , est dans la plupart des rachitiques inégale , épaisse (1), beaucoup de ces malheureux enfans ont des rides qui leur donnent les apparences d'un âge qu'ils n'ont pas, et auxquels leur malheureuse destinée les empêche de parvenir.

----

(1) *Voyez* Morgagni , sur le desséchement et sur l'augmentation de densité dans la peau, dans les sujets maigris. *De sed. et causis morbor.* Epist. xlix, art. 17.

ARTICLE QUATRIÈME.

Des altérations des os dans le rachitisme.

LES connoissances que les anatomistes ont acquises sur la structure des os, les mettent en état de rendre raison des altérations qu'ils éprouvent dans le rachitisme. Les os sont formés d'un corps cartilaginiforme et d'une substance terreuse (1) ; c'est par la juste et libre distribution de cette terre dans le parenchyme qu'ils sont réguliers par leur forme, leur volume, leur solidité : s'il y a trop de terre, ils sont trop durs, trop secs ; s'il n'y en a pas assez, ils sont trop mous, incapables de résister à l'effort des muscles, à l'action des vaisseaux, au poids du corps. Si la terre les pénètre trop tôt, leur accroissement est borné ; si elle s'y dépose trop tard, les os croissent davantage ; car les premiers endurcis sont

____

(1) *Voyez* principalement les volumes de l'Académie des Sciences, les Mémoires de Duhamel, année 1739, et suiv., et ceux de Hérissant, année 1753.

On peut aussi voir l'article sur l'ossification que j'ai ajouté à la nouv. édit. de l'Anat. de Lieutaud, p. 264, t. I.

ceux qui prennent le moins d'accroissement, et restent les plus petits , tandis
qu'au contraire ceux qui ont naturellement
un grand volume ont pris leur accroissement le plus lentement. Peut-être cependant
dant que les causes du rachitisme, si diverses en apparence, terminent par occasionner une seule espèce d'altération dans
les humeurs, une espèce d'acide, lequel
agit sur la substance terreuse des os, la détache du parenchyme, ou détruit le moyen
qui l'y tenoit réunie ; cela paroît probable,
si l'on en juge seulement par les effets
que les acides font sur les os dans lesquels
on les plonge : on sait qu'ils les ramollissent comme de la cire (1). Mais n'y a-t-il
que le principe acide qui puisse produire
le même effet ? Il est des chimistes qui ont
soutenu que les alkalis pouvoient égale-

---

(1) Gagliardi, *Anatomia ossium.* Româ, 1683.

Ruysch, Trésor Anat. *e* décade, septième observ.
s'est convaincu par l'expérience, que les os plongés
dans une liqueur acide se ramollissent et deviennent
flexibles comme de l'osier. *Hist. Anat.* t. III, p. 288.

Hunauld, Acad. des Sciences., année 1742.

Hérissant, Mémoires de l'Académie des Sciences,
année 1753.

ment ramollir les os (1) ; et dans ces derniers temps on a avancé que le défaut seul de matière phosphorique dans les os, étoit la cause de leur ramollissement ; d'où on a conclu qu'il n'y avoit pas de meilleur remède contre le rachitisme, que ceux qui contiennent de la matière phosphorique. C'est d'après cela qu'on a proposé un sel purgatif dans le de cette nature. Mais comment agira-t-il corps humain ? Le phosphore parviendra-t-il jusques aux os, sans auparavant se combiner avec les humeurs animales ? et si cet effet a lieu, ce qui est plus que probable, n'agira-t-il pas plutôt sur d'autres parties que sur les os ? Mais si mes crainte n'étoient pas fondées, que la matière phosphorique, naturellement introduite dans le corps, pût parvenir sans se dénaturer jusques aux os, ne parviendra-t-elle que dans ceux qui en manquent ? et si elle arrive dans ceux qui en ont assez, ne leur nuira-t-elle pas autant qu'elle pourra produire un bon effet dans les autres ?

---

(1) *Lambert* aussi, dans sa relation sur le ramollissement des os de *Bernard d'Armaignac*, attribue ce ramollissement à un suc chargé d'un sel alkali.

Voyez aussi l'Hist. de l'Anat. t. IV, p. 245.

On voit d'après cela combien il est difficile, hardi, de prescrire un remède de ce
genre, d'après un seul apperçu théorique.
Mais en cette matière, si obscure, comme
en beaucoup d'autres, il faut attendre que
l'expérience ait parlé pour un remède,
avant d'en vouloir rendre raison. Quant à
nous, si nous prescrivons divers traitemens
pour les diverses espèces de rachitisme,
c'est d'après les résultats seuls des expériences : ils doivent seuls diriger le médecin praticien ; mais sans doute qu'il faut
qu'ils soient bien réels ; et c'est pour les soumettre encore à un nouvel examen plus rigoureux que nous en rendons compte aux
médecins, ils pourront en apprécier les
effets dans leur pratique.

Mais si l'on ignore de quelle manière
les remèdes agissent pour préserver les os
de courbure, de ramollissement, d'en-
durcissement, et même pour les en guérir lorsque ces affections morbifiques ont
commencé, on ne sait pas non plus comment elles ont lieu. Savons-nous comment
s'opèrent les grands changemens dans les
os longs des animaux vivans, lorsqu'on leur
a affecté la moelle, soit par le moyen d'un

stylet introduit dans le canal osseux qui la renferme, soit par quelque liqueur corrosive qu'on y a injectée ? Tout ce que l'on sait, c'est que la portion de l'os comprise entre les extrémités, le corps de l'os, s'en détache, qu'elle perd de son volume, se dessèche, se détruit, en même temps qu'il se forme par-dessus un tuyau d'ossification, qui se prolonge de l'épiphyse supérieure à l'inférieure, avec lesquelles ce nouvel os est aussi continu, que l'étoit le corps primitif de l'os qui s'en est détaché ; celui-ci termine par ballotter dans le nouvel os, comme feroit un corps étranger. Les chirurgiens français ont connu ce genre d'altération sous le nom de séquestre, regardant aussi cette portion d'os détachée et altérée, flétrie comme morte ; ils ont donné le nom de nécrose à cette maladie de l'os (1). *Ruysch* montroit autrefois, comme très - curieux un fémur qui contenoit dans son corps une portion d'os isolée, et qu'on pouvoit aisément faire ballotter. *Cheselden* faisoit également voir un hu-

---

(1) Académie de Chirurgie, tome v, page 354 et suivantes.

mérus dont le corps étoit très-inégal, ouvert de plusieurs trous, par lesquels on dé-
couvroit, à la faveur de deux ou trois trous,
un os cylindrique plus grêle que le tuyau
qui le contenoit. Cet os avoit été envoyé
de Londres à Paris, du cabinet de *Cheselden* dans celui de *Morand*, qui me l'a
prêté plusieurs fois pour mes démonstrations.

Les expériences de M. *Troia*, chirurgien de Naples, aussi ingénieuses que fidel-
lement exposées, prouvent que dans tous
ces cas la moelle avoit été malade, et que
l'organe solide de l'os a souffert secondairement à la moelle; le résultat de ces expériences, si curieux, peut ouvrir une nouvelle route à d'autres importantes recher-
ches. *Mayow*, qui croyoit que les muscles
qui entourent les os étoient primitivement
affectés, dit que la courbure de ceux-ci provient de ce que les muscles ne prenant pas
un degré d'accroissement suffisant relativement aux os, qu'ils restent plus courts,
que ces os sont ployés comme un arc par
une corde; mais quant à leur nutrition,
elle n'est nullement troublée : *Asserimus
ossa*, dit-il, *in hoc affectu non esse nu-*

meranda inter partes affectas respectu
nutritionis ; illa enim non minùs quàm in
sanis aluntur (1). Tandis que l'accroissement des muscles, dit *Mayow*, est aboli, les
os croissent comme à l'ordinaire ; et comme
ils tendent à s'alonger et que les muscles s'y
opposent, c'est une nécessité que l'os ainsi
retenu par les deux bouts, et qui croît
toujours, se courbe en arc. Si l'on attache,
continue *Mayow*, à un jeune arbre une
corde en haut et en bas, de telle sorte
qu'elle fasse violence à l'arbre, il faudra
de toute nécessité que cet arbre, venant à
croître, se courbe.

Mais cette opinion de *Mayow* est dé-
mentie par tant de faits, qu'il est inutile
de s'occuper à la réfuter. Les muscles qui
entourent les os des rachitiques sont quelquefois dans l'état le plus naturel, tandis
que les os sont très-gonflés, très-ramollis, quelquefois endurcis, grêles, cassans, ce qui est plus rare, mais ce qui a
cependant eu lieu, sur-tout dans cette affection rachitique des os après la maladie

______

(1) *Tractatus duo seorsùm editi, quorum prior*
agit de respiratione, alter de rachitide. Oxon, 1669,
in-8°.

vénérienne

vénérienne et autres ; ainsi les observations ne servent pas de base au système de *Mayow*. Le rachitis est une maladie des os même, entièrement indépendante de celle des muscles ; et si ceux-ci sont quelquefois affectés, ce n'est que secondairement.

Glisson, qui avoit émis son opinion sur le rachitis (1) une dixaine d'années avant *Mayow*, et quinze ans après *Vhister* (2), croyoit que les os étoient primitivement affectés dans cette maladie ; et pour expliquer leur courbure, il supposoit que la nourriture s'y faisoit d'une manière inégale : ce qui donnoit lieu à un inégal accroissement, et faisoit plier l'os. « Supposons, dit-il, une colonne de plu-
» sieurs pièces posées à-plomb les unes sur
» les autres, il est évident que, si l'on met
» des coins seulement d'un côté, dans les
» interstices de ces pierres, la colonne for-

---

(1) *Tractatus de Rachitide, seu de Morbo Puerili*, Lond. 1659, in-8°.

(2) *De Morbo Puerili Anglorum, quem patricio idiomate vocant* the Rickets. *Lond.* 1645, in-4°, Biblioth. Bodley.

S

» mera un arc; les os se courbent de cette
» manière, parce qu'ils reçoivent par les
» vaisseaux, dans différens endroits de leur
» contour, une plus grande quantité de suc
» nourricier que dans d'autres, ce qui les
» cambre. »

Cette explication de *Glisson* sur la courbure des os peut être ingénieuse; mais le point le plus essentiel est moins d'expliquer comment les os se courbent dans le rachitis, que de déterminer le moyen de prévenir cette altération, ainsi que les autres qui surviennent dans cette maladie.

Leur ramollisement est plus souvent partiel (1) que général; mais, malgré cela, combien d'exemples n'en a - t - on pas recueillis dans les livres ! Ils sont bien plus communs qu'on ne le croiroit, si l'on s'en rapportoit à ce que *J. L. Petit* a dit, en 1722, dans son mémoire à l'Académie des Sciences. Ce célèbre chirurgien regardoit comme nouvelle la maladie du ramollissement des os; mais combien d'exemples n'y

---

(1) *Voyez* les diverses observations que nous avons rapportées.

avoit-il pas dans les auteurs, que cet aca-
démicien eût dû connoître, et qui l'eussent
persuadé du contraire ! Celui dont il est fait
mention dans l'ouvrage d'*Ismaël Albuf-
feda* sur la vie de Mahomet, mérite d'être
cité ici; ce célèbre historien dit que *Gat-
tib*, célèbre augure, étoit sans os : *Hominis
sine ossibus exemplum habemus illustre* ;
ou du moins cet homme avoit les os si flexibles , qu'on pouvoit les ployer depuis les
clavicules jusqu'aux pieds, comme un vê-
tement : *Complicari poterant instar vestis.*

Il est question d'un ramollissement des
os dans le troisième volume des Guerres de
Paris, par *Abbon*, moine de S. Germain-
des - Prés, qui vivoit dans le neuvième
siècle, et qui a écrit le siége de Paris par
les Normands , en 885 et 887, sous la mi-
norité de Charles - le - Simple. C'est une
chose bien étonnante , dit cet historien ,
que celui qui étoit l'un des plus grands
hommes, soit devenu, en mourant, aussi
petit que l'un des plus petits enfans. *Ma-
jor habebatur magnis (mirabile factum)
is qui nunc minor pueris moriens patet
esse.*

On trouve des exemples d'un pareil

ramollissement dans des ouvrages bien moins anciens. *Houlier*, médecin célèbre de la faculté de Paris, dit dans ses rares observations : *Cuidam mulieri Lutetiae totum corpus molle et sine ossibus fuit.* Nicolas *Massa*, *Fernel*, Thomas *Bartholin* (1) , ont aussi parlé du ramollissement des os ; mais personne ne l'a connu et décrit comme *Gagliardi*. Une dame romaine lui en a fourni un triste exemple : ses os se ramollirent comme un cartilage, un acide surabondant, dit cet anatomiste, s'étant chargé de la terre qui leur donne la solidité, et en ayant dépouillé la fibre cartilagineuse qui en est naturellement incrustée (2).

Nous avons la relation de Bernard d'Armagnac (mort à l'hôpital S. Jacques de Toulouse, imprimée en 1700, d'un ramollissement général des os (3), et encore bien

____

(1) *De Ossium Mollitie*, Ephemer. Cur. nat.

(2) *Anatome Ossium*, cap. II, ch. III.

(3) Les dents seules avoient conservé leur solidité naturelle, et la chair faisoit peu de résistance au rasoir émoussé ; on ne trouva aucune moelle dans les os, qui étoient mous en forme de cire ramollie.

d'autres que nous pourrions rapporter (1); si les exemples que nous avons cités ne suffisoient pas pour prouver que c'est sans raison que *Petit* a cru cette maladie nouvelle ; et quand bien même nous n'aurions pas eu tant d'autorités à citer, anciennes et modernes, la raison n'eût - elle pas dû dire que le rachitis étant, comme il l'est réellement, l'effet des maladies qui ont régné de tous les temps, il a dû survenir nécessairement à leur suite, et d'autant plus fréquemment que ces maladies étoient plus mal traitées? Il est vrai aussi qu'on pourroit dire qu'elles étoient moins communes. Tout ce qu'on a écrit à l'égard de la vérole, pour prouver qu'elle est nouvelle dans nos contrées, ne peut

---

(1) *Voyez* le recueil des observations de *Saviard*, qui rapporte l'histoire d'une fille, âgée d'environ trente ans, laquelle vint à l'hôtel-dieu de Paris en 1690. Elle souffroit depuis quinze mois des douleurs excessives par tout son corps ; elle fut alitée, et dans trois mois tous les os se cassèrent au moindre attouchement : elle vécut dans ce triste état environ dix mois. A l'ouverture du corps, on trouva plusieurs os cassés, et tous les os ramollis comme une écorce d'arbre.

Journal des Savans, février 1690.

S 3

nous être objecté. L'éléphantiasis, la lè-
pre, qui ont disparu depuis que la vérole est bien traitée, qui étoient si communs auparavant , et qui surviennent
encore aujourd'hui lorsque cette maladie
est maltraitée, ou qu'elle ne l'est nullement, sont une bien forte objection contre ceux qui regardent la vérole comme
une maladie nouvelle.

ARTICLE CINQUIÈME.

Du Traitement des Rachitiques.

Le célèbre *Bouvart*, l'un des premiers praticiens que la France ait eus, avoit adopté pour remède général du rachitisme le sirop mercuriel, et il l'a prescrit à divers enfans, dont j'ai ensuite suivi le traitement conjointement avec lui, ou seul ; j'en ai vu les plus étonnans succès. La plupart des cures opérées par ce sirop ont été publiées dans un ouvrage qui a eu deux éditions ; mais soit qu'il soit réservé aux grands talens d'être l'objet d'injustes critiques , soit que par d'autres raisons plusieurs médecins célèbres , contemporains de *Bouvart*, n'ayent pas voulu admettre sa méthode de traiter le rachitisme ; ils ne l'ont pas suivie dans leur pratique, bien plus, ils l'ont discréditée ; mais je l'avois vu réussir , je devois l'employer. Souvent consulté pour ce genre de maladie, peut-être par rapport aux places d'anatomiste

que j'occupe, il m'importoit d'autant plus
d'avoir une bonne méthode pour traiter
le rachitisme, que celles qui étoient recommandées par tant d'auteurs, n'é-
toient pas confirmées par un heureux
résultat.

J'ai éprouvé que le mercure étoit le
vrai et le seul remède du rachitisme, qui
provient du vice vénérien, soit qu'il fût
prescrit intérieurement, soit qu'il fût administré par des frictions, je l'ai quelquefois donné à-la-fois sous ces deux formes.
Les préparations mercurielles prises intérieurement sont cependant, en général,
plus efficaces dans les maux occasionnés
par ce vice dégénéré ; s'il n'est pas compliqué d'affection scrophuleuse ni de vice
scorbutique, car alors le mercure est
plutôt nuisible qu'utile..... Dans le rachitisme scrophuleux les anti - scorbutiques végétaux se combinent heureusement avec les mercuriaux, ainsi que l'u-
sage des eaux de Barèges, tant intérieurement qu'extérieurement, comme *Ferrein*,
Bordeu, et tant d'autres médecins modernes l'ont assuré, et comme nous l'avons
reconnu par d'heureux succès , (OBS. 4.

o. ART. II (1)). A ce traitement j'ai joint aussi l'usage des topiques , sur les tumeurs scrophuleuses ; mais toujours lorsque je croyois le vice interne détruit , ou en disposition de l'être. J'ai fait incorporer le sublimé corrosif avec l'extrait de ciguë et d'opium , pour en former un emplâtre (2). J'ai aussi plusieurs fois, à l'exemple de *Cirillo* , médecin célèbre de Naples , fait faire , sur les tumeurs scrophuleuses , sur les os même , ou plutôt sur les parties qui les revêtoient, des frictions avec du sublimé corrosif & de l'opium , mêlés avec de la graisse (3) , je me suis quelquefois bien trouvé de cette méthode , mais toujours employée conjointement avec le traitement intérieur.

L'usage des remèdes anti-scorbutiques,

---

(1) *Voyez* aussi nos observations sur la phthisie scrophuleuse.

(2) Mercure sublimé corrosif, un scrupule ; extrait de ciguë , cinq onces ; opium, un gros , mêlés ensemble pour un emplâtre

(3) Prenez mercure sublimé , un gros ; extrait d'opium , dix grains ; graisse de porc , cinq onces , pour un liniment.

réunis aux mercuriaux dans le rachitisme scrophuleux, a généralement produit de bons effets, tantôt en guérissant radicalement le mal, quelquefois en le diminuant seulement, et d'autres fois en le fixant dans un tel état, qu'il restoit sans faire d'ultérieurs progrès; je ne me suis jamais repenti de l'avoir administré; ni les apéritifs végétaux, ni d'autres tirés de la classe des minéraux, recommandés par tant de médecins, ne m'ont point paru mériter d'être mis en concurrence, ni même encore les amers, tels que le quinquina, la gentiane, l'enula campana, le houblon, célébrés aujourd'hui par quelques chirurgiens habiles : aucun de ces remèdes ne m'a fourni, dans la pratique, un résultat aussi heureux que le traitement que j'ai adopté.

Le sel mercuriel nitreux m'a paru préférable au sublimé corrosif ordinaire; on en a fait un sirop avec l'esprit-de-vin et le sucre, qui a été ensuite mêlé avec le sirop anti-scorbutique, de la manière qu'il a été dit précédemment.

Si le remède du docteur *Bellet*, administré indistinctement par *Bouvart*, n'a pas produit, dans la pratique, des effets également heureux ; c'est parce qu'il a été trop uniformément administré dans des rachitismes de diverses espèces.

J'ai fait entrer dans ce sirop une décoction de garance, si célébrée contre le rachitisme par plusieurs médecins ; mais peut-être me suis-je plutôt laissé séduire par les autorités des grands noms, que je n'ai été convaincu de l'utilité de cette addition par mes propres observations. J'en dirai autant de la racine de gentiane et de persil ; et l'addition d'une plante très-amère , et d'une autre très - apéritive , pouvoit plutôt aider que diminuer l'effet des ingrédiens qui entrent dans la composition du sirop. Dans le rachitisme véritablement scorbutique (1) , qui n'est pas aussi fréquent que ceux des autres espèces , sur - tout que le scrophuleux , le plus commun de tous, les anti - scorbutiques seuls suffisent pour le traitement ; mais dans celui qui est la suite des engorgemens abdominaux, très - sou-

____

(1) Partie I, article III.

vent scrophuleux, les anti - scorbutiques sont heureusement réunis avec les mercuriaux : les préparations antimoniales ont aussi alors bien réussi (1), ainsi que lorsque les os commencent à être affectés après des éruptions à la peau rentrées, ou qui n'ont pas eu un libre cours.

Pendant l'usage de ces remèdes fondans, apéritifs, dépuratifs, il ne faut pas négliger de recourir aux doux purgatifs de temps en temps, tous les mois, toutes les six semaines, cependant plus ou moins, selon qu'on voit que les enfans ont les premières voies plus disposées aux évacuations, et qu'ils sont moins irritables, moins maigres; je préfère les purgatifs doux aux hydragogues, recommandés par *Duverney* (2), et j'y fais

---

(1) On fait avec les tablettes antimoniales de *Kunkel*, le calomélas, une petite dose de sucre, un peu d'essence aromatique, des pastilles pour les enfans, qu'ils prennent avec plaisir; il faut bien s'occuper de leur rendre les remèdes agréables, si on veut les leur faire prendre : ces pastilles contiennent trois grains d'antimoine crud, et un quart de grain de calomélas.

(2) Maladies des os, Tome II, page 330.

presque toujours entrer la rhubarbe , qui me paroît en général , et dans ce cas-ci en particulier, assez bien convenir aux enfans. Dans cette circonstance , plus que dans aucune autre , un exutoire est très-propre à seconder l'effet des remèdes intérieurs , sur-tout le cautère , qui n'a pas l'inconvénient de donner de l'acrimonie aux humeurs , comme font à la fin les vésicatoires ; il est vrai que ceux-ci ont aussi un autre avantage ; des parcelles des cantharides , en pénétrant la masse des humeurs , stimulent les vaisseaux , augmentent leur action systaltique , et atténuent ainsi, peut être encore d'une autre manière, les humeurs visqueuses, gluantes , froides, et réussissent par conséquent dans le cas de congestion scrophuleuse, souvent mieux que les cautères. Le moxa est préférable, quand il importe de détourner promptement une humeur qui se porte sur des os très-spongieux, sur les corps des vertébres principalement; alors plutôt on y a recours, et plus on est sûr d'obtenir d'heureux effets.

Les bains dont les anciens faisoient un usage si utile , et que nous négligeons tant aujourd'hui , sur-tout pour les enfans auxquels ils sont encore bien plus nécessaires qu'aux personnes plus âgées , pour conserver leur santé (1) ; les bains , dis-je , produisent des effets divers dans les différentes espèces de rachitisme. Il faut qu'ils soient un peu chauds dans le rachitisme vénérien et exanthématique , dégourdis dans le cas de marasme et d'engorgemens abdominaux ; mais dans les autres espèces de rachitisme!, les bains froids conviennent admirablement. Les observations (P. F. art. II, part. IV.), et quelques autres rapportées dans cet ouvrage, en démontrent bien l'utilité. Ceux de quelques eaux minérales , telles que celles de Ba-

------

(1) « Car en général j'estime , disoit *Montaigne*, » le baigner salubre , et croy que nous encourons non » légères incommodités en notre santé pour avoir perdu » cette coustume , qui estoit généralement observée au » temps passé quasi en toutes les nations , et est » encore en plusieurs , de se laver le corps tous les » jours, et ne puis pas imaginer que nous ne vaillons beaucoup moins de tenir ainsi nos membres » encroustez, et nos pores estoupez de crasse ». *Voyez* les Essais de *Michel Montaigne*, page 574 , livre second.

règes, ont été très - efficaces dans le cas
de rachitisme scrophuleux. *Voyez.* l'obs.
A. P. ; j'en pourrois citer beaucoup d'autres, si en cette matière la plupart des
personnes, les femmes sur-tout, ne prenoient cette sorte de citations pour des
insultes faites à leur personne, ou au
moins à leur famille. Tous les ans on
voit à Barèges des rachitiques, scrophuleux principalement, retirer les plus
heureux effets des bains, des boissons, et
même des douches des eaux minérales.
Nous avons quelquefois conseillé les bains
domestiques, dans lesquels on ajoutoit des
préparations alumineuses, recommandées
par *Hunauld* (1), mais sans en retirer
un avantage bien manifeste ; nous avons
cependant d'autant plus été portés à les
conseiller, que nous connoissions les expériences de *Fougerous*, il assuroit que
les os ramollis par les acides, reprenoient
une partie de leur consistance quand on les
faisoit bouillir dans une liqueur alkaline(2).

---

(1) Mémoire de l'Académie des Sciences, année 1743.

(2) Mémoire sur les os en faveur de M. *Duhamel*,
contre *Bordenave*, 1760.

L'observation apprend que dans l'état le plus naturel, les os sont plus ou moins contournés, déprimés, gonflés, même durcis par les muscles. Il est essentiel de tirer parti de cette leçon donnée par la nature, pour prévenir les difformités auxquelles le défaut d'exercice, ou les exercices viciés peuvent donner lieu, surtout lorsqu'elles commencent.

En effet les os sur lesquels les anatomistes trouvent de plus profondes dépressions, sont recouverts par les muscles les plus puissans ; la région temporale des nouveaux nés n'est point creusée comme celle des adultes ; les os longs des fœtus sont presque tous ronds, et ceux des adultes sont presque tous dans leur corps d'une forme triangulaire : n'est-ce pas par rapport à la pression que les muscles qui les revêtent exercent sur eux ? Les effets de cette pression se reconnoissent jusques sur les extrémités des os longs, et sur les os du carpe et du tarse, dans lesquels sont creusés dans l'adulte, des sillons qui n'existent pas dans les jeunes sujets. Souvent par leur contraction les muscles

muscles en soulevant la portion de la substance osseuse à laquelle ils sont adhérens,
forment des élévations, des éminences
remarquables ; par exemple, le deltoïde
ne soulève - t - il pas par son tendon la
portion de l'humérus à laquelle il s'attache ? Le crotaphite ne produit-il pas, par
ses contractions successives, l'arcade saillante qu'on observe à la partie supérieure
de la région temporale ? Le digastrique ne
concourt - il pas ainsi à la formation de
l'apophyse mastoïde ? Il y a dans les os
plusieurs parties qui ne sont saillantes au-
dessus des autres, que parce qu'elles ont
été soulevées par les muscles qui s'y im-
plantent.

La dureté même des os est aussi quelquefois subordonnée à l'action des muscles ; plusieurs de ceux qui n'en sont
pas recouverts immédiatement sont plus
mous. Cependant, cette loi n'est pas si
constante qu'il n'y ait beaucoup d'exceptions : les apophyses pierreuses du
temporal, par exemple, sont les portions
d'os les plus dures du corps humain,
quoiqu'elles ne soient pas recouvertes par
des muscles ; mais en général on ne peut

T

disconvenir que les muscles ne coopèrent à la configuration et au développement des os. Il est donc bien essentiel de faire attention à cela, pour prescrire les exercices aux enfans, puisqu'ils influent tant sur la régularité de leur taille, et sur leur santé.

Jettons un coup - d'œil rapide sur les effets des exercices ; celui de la nage a merveilleusement réussi plusieurs fois, il augmente la force des muscles, en les faisant contracter et relâcher alternativement, avec plus ou moins d'action. Le cours des humeurs nourricières y devient plus régulier, et ils prennent un plus grand accroissement ; ils se fortifient avec une telle régularité, que les membres foibles et contournés rentrent dans l'état naturel, tant par les forces qu'ils acquièrent, que par la régularité de la forme qu'ils prennent.

L'exercice de la nage concourant à fortifier la santé, et à donner de la rectitude au corps, ne devroit - il pas entrer davantage dans l'éducation de nos enfans, sur - tout de ceux qui sont d'une constitution foible, et qui ont de plus quelque disposition au rachitisme ? Les anciens le regardoient comme l'un des premiers moyens de la gymnastique (1).

Sans nous transporter dans des temps et des lieux reculés, jettons les yeux sur les habitans des bords de la mer, et de nos grandes rivières, dont les enfans sont presque toujours dans l'eau : il y en a très - peu de rachitiques. Il est vrai qu'à cette cause, qui rend le rachitisme moins fréquent, il faut en joindre une autre, plus forte encore ; c'est que les vices du sang, capables d'altérer les os, n'y sont certainement pas aussi communs que dans les villes.

On ne sauroit assez varier les exercices des enfans, et pour les engager à s'y livrer de plus en plus, il faut qu'on leur en fasse autant de jeux, *lusus enim proderunt* (2) ; ils augmentent les forces des

____

(1) Ils recommandoient aussi l'exercice de la nage contre la foiblesse des nerfs, et contre les douleurs gravatives de tête. *Confert*, dit *Arétée*, *et navigatio, et in mari vitæ traductio : et, si quis sit maris accola, in salsa aqua frigida lavari, in mari natare, et in arenâ volutari....* De curatione Morb. Diuturno, lib. I. cap. II.

(2) *Seneque*, lib. II, *de irâ*.

T 2

muscles , et les rendent proportionelles entr'elles.

Les courses légères , le jeu du volant, du palet leur conviendront dans le premier âge; et quand ils seront plus grands, il faudra les faire exercer aux jeux de l'escarpolette, de boule, du balon , de paume ; en observant que dans ces jeux ils se servent tantôt d'une main , tantôt de l'autre ; et quand il le faut , des deux à la fois. L'exercice de l'escrime peut être bien efficace pour cet objet , sur-tout s'il est dirigé par un bon maître , qui sache faire agir les parties les plus foibles , et donner le moins d'action à celles qui sont trop fortes, ou qui ont trop de roideur. Je me suis quelquefois concilié avec de bons maîtres d'armes, qui m'ont été bien utiles pour redresser de jeunes enfans , garçons ou filles.

Le jeu de *cloche-pied* aura bien encore son genre d'utilité , pourvu que les enfans se tiennent tantôt sur le pied droit et tantôt sur le pied gauche ; car sans cette précaution les exercices fortifient trop les muscles souvent contractés , tandis que les autres s'affoiblissent dans le relâchement, dans l'inaction , ce qui fait que les enfans ont ensuite un côté plus fort que l'autre ; et comme en général , on a la mauvaise habitude de les exercer davantage du côté droit que du côté gauche , ils sont plus adroits et plus forts de la main droite que de la main gauche ; ce qui peut être bien préjudiciable dans certaines circonstances de la vie ; et comme cette mauvaise éducation est encore plus suivie à l'égard des filles , qu'à l'égard des garçons , il en résulte que les femmes sont encore plus gênées et plus foibles dans leurs mouvemens du côté gauche que du côté droit ; raison sans doute qui a autrefois fait dire à *Hippocrate : Non datur mulier ambidextra.* Les femmes , également construites que les hommes , soit relativement aux os , soit relativement aux muscles , aux nerfs , aux vaisseaux , sont destinées aux mêmes exercices ? Si elles sont en général plus foibles , c'est qu'on les élève d'une manière plus délicate , et qu'on leur défend quelquefois les exercices qui pourroient les fortifier (1).

____

(1) *Voyez* une thèse de *Louis - Jacques Pipereau,*

T 3

Une irrégulière distribution de forces dans les muscles termine par donner au corps ou à quelqu'un de ses membres une position et même une forme vicieuse ; si la plupart des ouvriers se tiennent dans une certaine attitude qui les caractérise, c'est qu'ils ont des parties plus développées que d'autres : les garçons boulangers ont presque toujours de plus gros bras que leurs extrémités inférieures ne l'indiqueroient ; les tourneurs ont fréquemment l'extrémité inférieure droite plus grosse que la gauche, inégalité qu'on n'apperçoit pas dans les autres personnes, du moins aussi distinctement, et sur-tout dans celles qui courent beaucoup à pied.

Ces observations ne sont-elles pas autant de leçons dont il faut profiter pour redresser les enfans quand leur taille ou leurs extrémités commencent à se cour-

---

soutenue aux Ecoles de Médecine de Paris, en 1735, sous la présidence de *Pierre Afforti*, dans laquelle l'auteur soutient fort élégamment que les mêmes exercices d'esprit et de corps conviennent également à l'un et à l'autre sexe, *an fæminis, quæ maribus, corporis et animi exercitia. Affirmat.*

ber ? prescrivons-leur alors le genre d'exercice qui leur fortifiera les muscles les plus
foibles (1). Ont-ils, par exemple, l'épaule
droite plus basse que l'épaule gauche, et
par conséquent le bras de ce côté plus bas
que l'autre, par une inflexion latérale de
la colonne vertébrale ? conseillez-leur de
porter habituellement un petit paquet sur
cette épaule, même déclive, ou avec la
main de ce côté ; l'enfant sera forcé de la
relever, et de faire monter l'épine de
l'autre côté, pour se tenir en équilibre.
A - t - il l'extrémité droite plus forte que
la gauche ? prescrivez-lui divers jeux de
la main gauche ; qu'il s'en serve pour
écrire ; qu'il s'en serve à table, et qu'il
laisse reposer la main droite ; faites - lui
apprendre à tourner, et qu'il employe à

---

(1) *Ut caliditas excitetur, et caro augeatur, et
vires restituantur... Caput erectum fricato... Quin
et exercitationes, ad cervicis usus, et ad manuum
agilitatem faciunt, si scienter fiant... Manuum exer-
citatio fit aut discorum jactu, aut certando oes-
tibus, aut pugnis... Optime faciunt saltus et cur-
sus, omnia velocia exercitia cruribus conveniunt et
omnia roborant.* Aræteus cappad. de curat morb. diuturno, lib. I , cap. III.

T 4

cet exercice l'extrémité supérieure et l'extrémité inférieure les plus foibles. J'ai quelquefois fait suspendre au plancher, avec une ficelle, un balon de cuir, à telle hauteur que l'enfant ne pouvoit y atteindre avec la main, qu'en la relevant de toute sa hauteur, inclinant le tronc du côté opposé à la main relevée ; par exemple, si le corps étoit incliné et renversé à gauche, c'est avec la main droite qu'il faut lui ordonner d'atteindre au balon, et de le repousser ; alors les muscles du côté droit agissent, et non-seulement ceux de l'extrémité supérieure de ce côté, mais encore ceux du tronc ; ils le courbent, à diverses reprises, dans le sens opposé où il est vicieusement renversé. Cet exercice peu pénible, et comme un jeu, produisant une succession alternative de contractions et de relâchemens des muscles du tronc, concourt peu-à-peu à les mettre en équilibre avec eux-mêmes ; la nature qui tend toujours à se redresser, achève de vaincre les obstacles qui s'y opposent.

Si le corps de l'enfant est penché en avant, ou s'il est renversé en arrière, qu'on lui prescrive un autre genre d'exercice ; qu'il saisisse également avec ses deux mains les extrémités d'un petit bâton attaché par son milieu à un ruban ou à une corde, qu'on aura passée dans une poulie fixée au plancher, et à l'autre extrémité de laquelle corde sera attaché un petit poids ; dites à l'enfant, après lui avoir fait rapprocher ses jambes et conseillé de se lever bien droit , de tirer en bas le petit bâton avec ses deux mains, bien également pour soulever le poids à plusieurs reprises , jusqu'à ce qu'il soit légérement fatigué de cet exercice (1) ; je dis légérement, pour qu'il ne s'en rebute pas , et qu'il puisse le reprendre deux ou trois fois le jour.

Les femmes qui n'ont point porté de corps ont les muscles du dos plus gros, plus rouges , plus forts par conséquent que celles qui en ont fait usage pendant leur jeunesse ; et encore plus que celles qui ont continué de les porter jusqu'à un âge avancé : c'est un fait que l'Anatomie

______

(1) *Labor illos citra lassitudinem exerceat. Seneca,* lib. II , *de ira.*

confirme (1). Qu'on juge, après cela, si les corps à baleine et les autres moyens méchaniques, inventés pour redresser la taille et les membres, sont bien propres à remplir leur objet. Comment pourroient-ils être utiles s'ils bornent l'action musculaire, ou s'ils l'excitent dans un mauvais sens ?

La théorie dit que tous ces moyens sont contraires, et le résultat journalier des observations le prouve d'une manière trop frappante, pour que toutes les personnes raisonnables n'en conviennent pas ; malgré cela, il y a très-peu de mères qui aient pu s'affranchir des préjugés vulgaires, et qui ne continuent souvent, malgré tous nos avertissemens, de donner des corps aux enfans ; corps faits encore dans un sens entièrement contraire à la configuration du corps humain. La poitrine est large, évasée en bas, et ré-

____

(1) Une femme avoit perdu, par état de maladie, le mouvement des muscles de la cuisse ; après sa mort on en fit la dissection, et l'on vit qu'ils avoient perdu leur couleur et leur texture ordinaire. *Haller*, Element. Physiol. tom. VIII, pag. 572.

Vicq d'Azir a fait une observation semblable.

trécie en haut ; les corps , au contraire , sont rétrécis inférieurement , et dilatés vers le haut, comme un entonnoir ; aussi compriment - ils si fortement les fausses côtes et l'extrémité inférieure du sternum qu'ils les repoussent, les refoulent, les courbent en dedans.

Le bas-ventre fait une saillie plus ou moins grande en avant, et déborde naturellement la poitrine ; dans les enfans sur-tout, et même dans les personnes plus âgées, et qui sont médiocrement grasses ; c'est là précisément où les corps sont les plus rétrécis, et où ils terminent par une pointe ; aussi les viscères abdominaux sont - ils comprimés et refoulés vers les vertèbres lombaires , et contre le diaphragme , qu'ils repoussent dans la poitrine : ses mouvemens en sont gênés, l'inspiration n'est point complette, et surtout après le repas ; les poumons s'engorgent , ce qui fait que beaucoup de jeunes filles qui ont porté des corps étroits terminent par périr phthisiques ; ou que d'autres qui ont de meilleurs poumons, ou chez lesquelles la compression a porté davantage sur le foie, sur l'estomac, sur les intestins, ont des jaunisses, des vomissemens, des coliques. L'usage de ces corps est la cause de mille maux ; et ce qui ajoute au malheur, c'est qu'il n'est pas compensé par le plus léger avantage. L'épine a naturellement des courbures, et si quelqu'un pouvoit l'avoir droite, il seroit d'autant plus bossu, les côtes ni le sternum n'étant plus dans leur situation naturelle.

Autre inconvénient des corps ; c'est qu'en comprimant fortement les omoplates, si les enfans qui les portent sont dans l'habitude de mouvoir une extrémité supérieure préférablement à l'autre, la droite, par exemple, l'omoplate du même côté remonte, et reste relevée, ce qui fait que dans peu de temps les enfans ont l'épaule droite plus élevée que la gauche. *Riolan* (1), qui a reconnu la difformité, disoit qu'en France les filles, principalement les nobles, avoient ordinairement l'épaule gauche plus élevée et plus enflée que la droite, y ayant à peine dix filles nubiles qui aient les épaules bien faites ; ce qui

____

(1) Manuel Anatomique, liv. **vi**, chap. **xvii**.

vient peut-être , dit *Riolan*, de ce qu'elles remuent trop souvent et trop fréquemment le bras droit. Ce célèbre anatomiste eût pu ajouter : de ce qu'elles font usage de corps baleinés. Or , puisqu'ils ont tant d'inconvéniens , proscrivons-en l'usage aux enfans , sur-tout s'ils sont bien faits. Chez eux la nature se suffisant à elle - même , n'a pas besoin des secours de l'art , et d'un art si mal entendu ; mais s'ils sont malades , que leur taille commence à se dévier , ou qu'elle soit déjà renversée , il faut recourir aux corps , mais seulement pour soutenir l'épine.

Ces corps doivent être amples , souples , et faits avec très-peu de baleine , il faut qu'on puisse les tourner tous les jours , pour éviter qu'ils fassent de faux plis , ou qu'ils n'en donnent à la taille : de pareils corps suffisent ordinairement aux enfans pour les garantir d'une ultérieure déviation de la taille ; dans des vieillards , des corps plus durs peuvent aussi être d'une grande utilité pour soutenir l'épine (1).

---

(1) *Voyez* mon Mémoire sur les bosses qui surviennent dans un âge avancé , dans le recueil de l'Académie

La manière dont on habille les enfans, dont on les couche, dont on les porte (1), ne concourt pas peu à dévier leur taille, et à courber leurs jambes. Tout le monde sait, et cependant on ne se corrige pas, que les nourrices, malgré tout ce qu'ont dit les médecins de presque tous les temps, continuent de serrer, garrotter les pauvres petits enfans, même lorsqu'ils viennent de naître, avec une bande, roulée sur leur tendre corps et sur leurs frêles extrémités ; elles croient avoir porté l'emmaillotement à la perfection, quand l'enfant, roide comme un pieu, *comme une carotte de tabac*, n'a ni souplesse dans le corps, ni flexibilité dans les membres ; que toute espèce de mouvement leur est interdite ; d'où il résulte une foule de maux incroyables, tant par l'effet de la compression, que par le repos forcé dans lequel les parties sont maintenues, elles se débilitent, au lieu de se fortifier, comme

---

des Sciences, année 1772, et imprimé à la fin de cet ouvrage.

(1) Orthopédie d'*Andri*, tome v ; Maladie des os de *Duverney*, tome ii, page 289.

elles le feroient si elles pouvoient jouir de
leur libre mouvement; rien ne leur donne
plus de force que l'exercice.

Qu'on ne couche jamais les enfans sur des
lits de plumes, ni sur des matelas mous, ils
s'y enfoncent inégalement, et ils y sont dans
un foyer de chaleur et de malpropreté
bien nuisible; mais qu'ils soient couchés
sur des lits de paille de seigle, d'avoine,
sur des feuilles de fougère bien séches,
qu'on changera quand elles seront mouil-
lées. Il faut toujours observer de coucher
les enfans de manière que leur tête soit
plus élevée que leurs pieds; il est bon aussi
de les coucher un peu sur le côté; tantôt
sur l'un, tantôt sur l'autre, afin que les
matières glaireuses dont leur bouche se
remplit, puissent plus facilement en sortir, et que leur respiration n'en soit pas
gênée. Rien n'est plus mal entendu, en
commençant d'asseoir les enfans, de leur
donner des siéges mollement rembourrés
de crin, ou encore plus, de les faire asseoir sur des coussins de plumes. Ils s'y
enfoncent; leur corps se ploye en avant,
leur dos se cambre, d'où il peut résulter, par l'habitude d'être ainsi courbés,

que les enfans deviennent bossus ; il faut
leur donner une petite chaise de paille,
dont le siége soit uni ; point enfoncé ; et
lorsque ce siége commence à être creux,
il faut leur en donner un autre, ou le faire
relever de la manière qu'*Andry* l'a proposé
dans son Orthopédie (1). Il faut encore,
autant qu'on le pourra, donner aux enfans un siége proportionné par sa hauteur
à celle de leurs petites jambes ; qu'il ne
soit ; ni trop haut, ni trop bas ; rien
ne concourt davantage à courber les os
flexibles et tendres des extrémités inférieures des enfans, que cette inégalité dans la hauteur des siéges ; jusqu'à
la hauteur des accoudoirs, qu'il faut considérer : sont-ils trop hauts ? les petits enfans sont forcés de lever les épaules pour y
pouvoir placer leurs coudes ; sont-ils trop
bas ? ne pouvant y atteindre également
des deux côtés , ils ne s'appuyent que
d'un seul, et ployent leur corps, ce qui
termine par occasionner la flexion de l'é-
pine , et l'inégalité dans la hauteur des
épaules. Il vaut mieux , pour éviter cet

---

(1) Tome I, livre II.

inconvénient,

inconvénient, que le siége soit sans ac=
coudoirs, qu'il n'y ait que des côtés assez
élevés, pour qu'ils ne puissent pas se
laisser tomber, et qu'ils y soient maintenus, comme dans une espèce de niche.

On voit par tous ces détails combien il
faut de précautions, je ne dis pas pour
aider le développement des membres des
enfans, mais pour éviter tout ce qui peut
s'y opposer et les courber diversement.
La nature dans l'homme n'a pas besoin de
l'art pour arriver à son but, quand il n'y
a rien de vicieux en elle ; mais cet art devient nécessaire pour l'affranchir des obstacles qui s'opposent au libre développement de diverses parties dont il est formé ;
cependant combien de fois, au lieu de la
servir, ne lui est-il pas nuisible !

Qu'on craigne jusqu'aux lisières dont on
se sert pour soutenir les enfans, quand ils
commencent à marcher ; qu'elles soient
larges et cousues de manière qu'elles ne
puissent pas glisser sous les aisselles, comprimer les nerfs et les vaisseaux axillaires ; qu'elles entourent le devant de la
poitrine, comme une portion de ceinture,
et que les nourrices n'en abusent pas pour

soulever , par secousses réitérées , les corps de ces petits enfans , comme elles le font si souvent. Les anciens médecins, *Charles Étienne* (1), *Riolan* (2) et plusieurs autres plus modernes, ont blâmé cette méthode de soulever les enfans pour les faire marcher trop tôt. Corrigeons-nous enfin de ces abus, ne cessons de répéter aux nourrices que les enfans marchent d'eux - mêmes, quand ils en ont la force, soit par rapport aux os qui doivent avoir assez de solidité pour supporter le poids de leur corps sans se courber, soit par rapport aux muscles qui doivent avoir assez de vigueur pour les mouvoir.

Les os étant les leviers du corps, et les muscles les puissances qui les meuvent, il faut attendre, pour que les enfans puissent s'en servir, que la nature les ait disposés au travail qu'ils doivent faire. Disons aux nourrices que les enfans ne doivent qu'être

---

(1) *De Dissectione partium corp. humani* , in-fol. 1545 , page 28.

(2) Lisez les remarques de *Riolan* , et l'extrait bien connu qu'il a donné des ouvrages de *Galien* , sur cet objet. Manuel Anat. page 57.

soutenus dans leurs premiers pas, leur marche étant chancelante; qu'elles les empê-
chent seulement de tomber, mais qu'elles
ne les forcent ni à marcher, ni même à se
tenir debout (1), autrement les os, étant
encore mous, se courbent, les cavités articulaires s'agrandissent trop, et les têtes
osseuses n'y sont plus assez solidement
maintenues pour soutenir le corps ; les
épiphyses même se relâchent, se décol-
lent et se dévient.

Ces accidens ne sont pas, à beaucoup
près, aussi fréquens dans les enfans qu'on
n'a pas forcés de marcher trop tôt ; et s'ils
ont lieu, le repos est pour eux un véritable remède, sur-tout s'il est aidé par
une bonne situation des parties qui commencent à se dévier. J'ai vu plusieurs enfans dont les extrémités inférieures étoient
très - courbées, qui se sont redressées
d'elles-mêmes, sans le secours d'aucune
machine ; on observoit seulement de

---

(1) Tout s'accorde avec l'expérience, qui nous apprend que les enfans qui n'ont pas encore marché ou
qui marchent peu, ont les parties moins contrefaites.
Duverney, Malad. des os, tome II, page 334.

maintenir les enfans long-temps couchés, ayant leurs extrémités rapprochées, et doucement alongées par le moyen d'une bande roulée sur elles, et sur des bandelettes ou compresses de linge, placées dans quelques endroits creux.

Ce n'est que lorsque les difformités pendent d'un vice des humeurs qu'il faut recourir aux remèdes internes ; et alors il faut, plus que jamais, faire attention à la nourriture dont les enfans usent ; qu'on les prive des bouillies avec de la farine délayée dans de l'eau ou dans du lait, dont on les nourrit trop généralement ; et qu'on préfère pour nourriture les panades faites avec du pain bien fermenté, les purées des plantes potagères, de carottes, de scorsonère, de salsifis, de navets, des oignons, des épinards, de la chicorée, du cresson de fontaine, d'oseille, &c. Il faut les leur prescrire sous diverses formes, et chercher celle qui leur sera plus agréable ; les fruits bien mûrs leur plaisent et leur sont utiles : on peut dire qu'en général les végétaux contiennent un suc dissolvant, apéritif, qui non - seulement prévient les engorgemens auxquels les enfans sont sujets, mais qui est le vrai remède de ceux qui peuvent déjà exister. Que d'enfans on fait périr pour leur donner de mauvais laitages, et même de celui qu'on croit bon , quand on leur en donne trop à la fois, ou qu'on leur en prolonge trop l'usage ! Je suis persuadé qu'il seroit souvent très - utile de nourrir les enfans de toute autre manière que de lait ; il est vrai que , dans quelques circonstances , pour conserver à l'enfant la nourriture du lait , et pour le garantir de sa qualité trop incrassante , j'ai prescrit aux nourrices des sucs de plantes , et je leur ai encore recommandé d'user , pour leur nourriture , de substances végétales , ce qui leur a fort bien réussi , ainsi qu'à leurs nourrissons.

Je leur ai quelquefois fait prendre des remèdes pour le traitement des enfans qu'elles allaitoient (1).

Rien de plus utile aux enfans disposés

---

(1) *Voyez* à ce sujet l'histoire des enfans rachitiques, que nous avons guéris en faisant passer les nourrices non malades par les frictions mercurielles. *P.* 33 *et suiv. id.* C. D. F.

au rachitisme, que de respirer un air pur
et sec ; faites-leur donc quitter les pays
humides, les lieux enfoncés, marécageux,
pour les transporter dans des endroits élevés, plus chauds que froids : les vêtemens
humides leur sont funestes, ainsi que tout
ce qui peut diminuer la transpiration ;
elle est naturellement en eux très-abon-
dante ; car plus ils sont jeunes, plus ils
transpirent ; il faut plutôt exciter que
ralentir cette excrétion ; retenue dans la
masse du sang, elle y produiroit de funestes effets. Donnez aux enfans des vêtemens bien secs, et changez-les souvent ;
la propreté, toujours nécessaire, l'est encore plus pour eux qu'aux personnes
d'un âge plus avancé.

Les frictions habituellement données
deux fois par jour sur les parties extérieures du corps, et sur-tout sur les membres malades, avec des flanelles sèches,
ou avec des brosses anglaises, qui ne
soient pas cependant trop rudes, sont
bien utiles ; en augmentant la transpiration, elles détournent d'autant cette humeur délétaire des parties internes, et
purgent ainsi le corps d'une humeur hé-

térogène , qui peut produire de grands désordres sur les os même ; enfin c'est par la réunion de tous ces secours internes et externes, les alimens , l'air, les exercices, qu'on pourra , non-seulement prévenir la courbure des membres des jeunes personnes , mais encore qu'on parviendra souvent à les redresser. En même-temps que leur corps , fortifié dans toutes ses parties , deviendra plus vigoureux ; non-seulement les membres reprendront leur rectitude , mais ils seront capables d'un exercice bien plus fort ; en même - temps que le physique , le moral lui-même acquerra de la vigueur : la sensibilité des nerfs , l'irritabilité des muscles se mettront au degré convenable ; la substance médullaire du cerveau sera plus difficilement affectée par les causes qui agissent d'une manière cruelle sur les hommes débiles ; plus forts , ils pourront faire des exercices auxquels d'autres hommes succomberoient ; ils résisteront même à des peines, à des douleurs qui affecteroient cruellement d'autres individus plus foibles qu'eux ; car qui ne sait pas que le physique donne de la force au moral ! « Quand les athlètes,

» disoit *Montagne* (1) , contrefont les
» philosophes en patience , c'est plutôt
» vigueur des nerfs que du cœur... l'accou-
» tumance à porter le travail, est accou-
» tumance à porter la douleur ». Mais
l'homme ne parvient à ce degré de force
physique et morale que par une bonne
éducation ; et l'on voit par tout ce qui a
été dit dans cet ouvrage combien d'obstacles s'y opposent journellement ; les préjugés malheureux pour les gens riches ,
le défaut de moyens pour les pauvres,
font que les générations vont toujours en
se détériorant. On remarqua à Londres
que la plupart des enfans des infortunés
protestans réfugiés étoient rachitiques, et
cela par rapport à l'état affreux de misère dans lequel ils avoient été élevés ; le
même sort n'attend-il pas les malheureux
enfans des émigrés , tandis que ceux
qui seront élevés en France , où la
classe des pauvres , autrefois la plus nom-
breuse , aura disparu , seront plus forts ,
étant délivrés de cette espèce de rachitisme attaché à la misère ?

---

(1) Essais, livre premier de l'Institution des Enfans,
livre xxv.

ARTICLE SIXIÈME.

Quelques Observations sur des Maladies de la Cavité cotyloïde, par le vice scrophuleux.

OBSERVATION (A).

Un petit-fils du ci-devant comte de Pignatelli, qui avoit joui de la meilleure santé jusqu'à l'âge de huit ou neuf ans, parut boiter un peu ; on crut qu'il s'étoit laissé tomber : on le questionna sur ce qui pouvoit lui être arrivé. Il ne se ressouvint pas d'avoir fait aucune chute ; cependant la claudication augmenta, et la taille se déjeta. Je fus appelé pour lui donner des secours ; je trouvai le malade dans le meilleur état de santé, point de gonflement aux glandes du cou. Le jeune Pignatelli avoit de l'embonpoint, bonne couleur, de la vivacité, et remplissoit toutes ses fonctions à merveille ; les extrémités inférieures paroissoient avoir la même longueur, soit que le malade fût debout, soit qu'il fût considéré couché horisontalement sur une table. Je crus d'abord que la claudication n'étoit l'effet que d'une légère extension de la capsule articulaire de la cuisse, occasionnée par quelque faux pas, ou par quelque saut; l'enfant étant très-vif et dans un mouvement presque continuel; j'ordonnai cependant le repos le plus rigoureux, des fomentations sur la région de l'articulation légèrement douloureuse; mais bien loin d'être calmées, elles augmentèrent, la claudication devint plus forte.

Les CC. *Louis* et *Dufouard*, chirurgiens célèbres, se joignirent à moi pour une consultation; mon avis fut que, malgré l'air de la meilleure santé du jeune malade, il pouvoit y avoir un engorgement de la glande synoviale innominée de la cavité cotyloïde droite, causée par un épaisissement des humeurs, peut-être scrophuleux, si cet engorgement n'étoit l'effet de quelque compression de cette glande à la suite d'un mouvement inordonné, ou de quelque effort dans l'articulation; je dis qu'on avoit bien vu les glandes du mésentère engorgées par cette humeur, sans que celles du cou le fussent; celles des aines et des aisselles également obstruées , sans que celles du mésentère ni celles du cou fussent malades ; et que d'après cela , et encore plus d'après le résultat de quelques observations que j'avois recueillies , je ne serois pas étonné que la claudication du jeune Fuentés fût occasionnée par l'engorgement de la glande innominée ; que de plus la courbure de l'épine, qui se formoit , et qui étoit déjà plus grande, que celle qui seroit l'effet d'une légère inégalité dans la hauteur des extrémités inférieures , me paroissoit aussi provenir d'un vice lymphatique qui agissoit sur les corps ligamento - cartilagineux, placés entre les vertèbres et sur les ligamens qui entourent cette colonne osseuse.

Après de longues discussions sur la claudication du jeune Pignatelli, le résultat de la consultation fut de l'envoyer aux eaux de Barèges , et de lui faire faire usage des anti - scorbutiques et des mercuriaux ; ce qui fut exécuté, mais sans aucun avantage. L'enfant revint de Barèges plus boiteux qu'il n'y étoit allé ; alors l'extrémité droite inférieure étoit un peu plus longue que l'extrémité gauche.

Les extrémités des os articulés des genoux et des coudes parurent un peu plus gonflées que dans l'état naturel. Le jeune malade éprouvoit, par intervalles, de très-vives douleurs dans l'articulation, même dans le repos. On remarqua du gonflement dans le pli interne de la cuisse, et dans la suite on y reconnut de la fluctuation ; l'enfant, qui étoit depuis long-temps atteint de fièvre lente, périt dans le marasme.

Je n'ai pas assisté à l'ouverture du corps ; mais on m'a appris qu'on avoit trouvé la tête du fémur droite hors de son articulation, laquelle étoit pleine d'un pus granuleux, blanchâtre, filamenteux ; la glande innominée étoit très-gonflée, dure en quelques endroits, et en d'autres rongée d'ulcération.

OBSERVATION (B).

J'ai assisté, en 1769, à l'ouverture du corps d'un enfant mort à la suite d'un dépôt dans l'articulation de la hanche droite, qui fut faite par *Ferrand*, chirurgien de l'Hôtel-Dieu, rue de la Calandre, près le Palais. L'enfant avoit eu avant de boiter les glandes du cou très-engorgées, et dont plusieurs s'étoient ouvertes, et avoient fourni de la suppuration ; il étoit aussi affecté du rachitisme, ayant les extrémités des os longs très-gonflées dans leurs articulations, la taille contournée ; il y avoit aussi un grand relâchement dans les symphyses des os du bassin : le dépôt dans la hanche avoit été secondaire.

La cavité cotyloïde gauche étoit pleine de concrétions stéatomateuses et de suppuration ; le corps cartilagineux, qui la revêt, étoit rongé en quelques endroits, inégal, gonflé en d'autres ; la tête du fémur étoit aussi gonflée, et étoit placée sur le rebord interne de la cavité cotyloïde, sur son échancrure. Il n'y avoit point de traces du ligament rond ; celui de l'autre cavité étoit très-sain.

Mais le ligament qui manquoit avoit-il été détruit depuis peu ou depuis long-temps ? ou manquoit-il naturellement ? Il parut, d'après l'inspection des pièces, et sur-tout d'après le petit creux de la tête du fémur qui étoit presque effacé, que ce ligament avoit été détruit depuis long-temps.

OBSERVATION (c).

Lieutaud rapporte , dans l'Histoire Anatomique (1), dont j'ai été l'Editeur , une observation du même genre, dont le ci-devant duc de Bourgogne a été le sujet. Un enfant de dix ans , dit-il , d'une belle figure et d'un esprit très-pénétrant , se plaignit d'une douleur dans la région de l'articulation de la cuisse , après , disoit-on , une chute sur le côté droit , il boita. Bientôt après le mal s'aigrit par un mauvais traitement, la douleur devient atroce , il ne peut mouvoir la cuisse ; cet état duroit depuis plusieurs mois , lorsqu'il survint une tumeur vers le milieu de la cuisse , dans laquelle on crut reconnoître un abcès. On l'ouvre, après beaucoup de difficultés ; il en sort peu de pus , et il reste une fistule que l'art ne peut plus guérir ; la fièvre lente survient avec de la toux , les crachats sont purulens ; et cet enfant digne d'un meilleur sort, tombe dans le marasme, dont il périt. Toute l'articulation de la cuisse

______

(1) Tome II, page 355.

étoit en putréfaction, et il y avoit une collection de matière putride jusqu'à l'orifice
de la fistule. *Lieutaud.*

On trouve, dans le même ouvrage de
Lieutaud, d'autres observations sur le
même objet, qui ont été extraites du
Journal des Hôpitaux Militaires, des Mémoires de l'Académie de Chirurgie de
Paris ; des ouvrages de *Dehaen*, qui a
traité des dépôts scrophuleux dans l'articulation de la cuisse, avec beaucoup
d'exactitude et de savoir.

OBSERVATION (D).

Un neveu de mon collègue Cousin
avoit joui d'une assez bonne santé, il
se plaignit un jour d'une douleur dans
la hanche, et d'une difficulté de marcher ; il avoit peine à se tenir debout,
et boitoit en marchant. La claudication
augmenta, les douleurs dans l'articulation devinrent très - vives, le jeune
malade ne pouvoit plus marcher ; il se
forma un abcès dans l'articulation de
la cuisse, qui fut ouvert par *Moreau*,
chirurgien de l'Hôtel-Dieu ; il en sortit
beaucoup de pus blanchâtre, granuleux :

l'enfant périt de la phthysie pulmonaire, qui s'étoit jointe à ce triste état.

J'assistai à l'ouverture du corps de cet enfant, et voici quel en fut le résultat : il étoit réduit au dernier degré de marasme ; les os de la poitrine, sur-tout les extrémités des côtes se terminoient par des nœuds ; les extrémités antérieures des clavicules étoient très-gonflées ; la cavité cotyloïde droite étoit presque effacée par le gonflement des glandes synoviales, dures, plâtreuses en quelques points, et en suppuration en d'autres. L'articulation contenoit beaucoup de pus fétide et grisâtre, dans lequel se trouvoient des matières concrètes, granuleuses, et quelquefois blanchâtres ; la tête du fémur étoit hors de l'articulation ; elle étoit logée sur la partie interne et inférieure du trou ovale, en partie sur l'extrémité inférieure de la branche du pubis, et sur l'extrémité supérieure de celle de l'os ischion ; elle étoit gonflée et très-ramollie, plutôt dans sa substance osseuse, que dans le cartilage qui la revêtoit, et qui étoit comme rongé en quelques points ; le ligament rond existoit, et étoit très-grêle

grêle vers son milieu, sur-tout ; la substance osseuse de la cavité cotyloïde étoit aussi ramollie, principalement la partie de l'os iléon, où celle de sa partie supérieure.

A l'ouverture du bas-ventre, il s'écoula une certaine quantité de liqueur verdâtre très-fétide : le foie étoit dur, volumineux, inégalement bosselé : la rate avoit son volume ordinaire : le pancréas étoit plus gros et plus dur que dans l'état naturel : les glandes mésentériques étoient gonflées, dures, et pleines d'une humeur stéatomateuse : le poumon contenoit aussi beaucoup de ces concrétions ; elles étoient d'inégale grosseur, les unes du volume d'un petit pois, les autres d'une féve ; quelques-unes étoient aussi grosses que des noisettes ; les petites étoient pour la plupart d'un rouge foncé, et à proportion qu'elles étoient plus grosses, elles étoient plus blanchâtres ; celles-ci contenoient, pour la plupart, plusieurs petits foyers de suppuration, dont une quantité assez considérable s'étoit épanchée dans les cavités thorachiques, sur-tout dans celle du côté droit ; ce pus, comme celui de l'articulation de la cuisse, contenoit des corps

X

granuleux , blanchâtres ; le lobe supérieur gauche étoit dur et comme du lard qui auroit été long-temps exposé à la fumée.

Le sternum étoit gonflé et très-ramolli, sur-tout dans l'endroit où la seconde pièce se joint à la première : les vertèbres inférieures dorsales et les deux premières lombaires étoient plus ramollies que les autres.

TRAITEMENS HEUREUX.

En 1773, dans le mois de Février, la citoyenne Pelletier , marchande , cloître Saint-Mery , conduisit chez moi, rue du Cimetière Saint-André-des-Arts, une fille de sept ans , atteinte depuis long-temps de tumeurs scrophuleuses au cou, dont plusieurs qui avoient suppuré avoient ouvert la peau ; et dont d'autres avoient été ouvertes avec la lancette, ce que les cicatrices du cou faisoient bien voir. Cette jeune fille avoit la taille légérement déviée , et elle éprouvoit une douleur dans l'articulation du fémur gauche , dans la cavité cotyloïde ; elle avoit de la peine à marcher , et boitoit un peu. L'ayant exami-

née avec beaucoup d'attention, je ne vis dans
la longueur des extrémités presque aucune
différence ; cependant ayant voulu remuer le fémur gauche dans la cavité cotyloïde , l'enfant se plaignit d'une très-
vive douleur, et je ne pus faire d'ultérieu-
res tentatives pour mieux connoître l'état
de l'articulation ; il me parut cependant que
la tête du fémur n'y étoit pas complétement
renfermée. Je défendis qu'on fît marcher
l'enfant , et même je recommandai de ne la
laisser se tenir debout que le plus rarement
possible ; je conseillai de recouvrir l'articulation avec des cataplasmes émolliens, et de
lui faire prendre tous les jours un bain d'eau
tiède , chargé d'une décoction émolliente ,
dans une grande baignoire , où elle fût presque étendue plutôt qu'assise , et qu'après
lui avoir fait dégorger les vaisseaux sanguins , voisins de l'articulation , par l'application d'une douzaine de sangsues , on
lui fît prendre tous les matins , sans interruption , deux cueillerées à café de sirop mercuriel , dans quatre onces d'eau
commune ; que sept à huit jours après on
donnât une seconde dose du même sirop,
le soir avant de souper , ce qui seroit con-

tinué pendant long-temps ; en observant de donner à l'enfant, à peu-près tous les mois, un très-doux purgatif. Je prescrivis en outre d'étendre, par de douces frictions sur la peau, autour de l'articulation de la cuisse malade, environ demigros, matin et soir, d'un onguent fait avec trois onces de moëlle de bœuf récente, quatre gros de mercure, et un gros de camphre. Je fis ouvrir un cautère au bras de l'enfant. Je recommandai un régime presque tout végétal.

Le traitement fut suivi plus de trois mois avec rigueur, après lesquels je fus appelé pour voir l'enfant ; elle marchoit sans claudication, et sans douleur dans l'articulation de la hanche ; cependant elle paroissoit s'appuyer moins solidement sur cette extrémité inférieure que sur l'autre. Le traitement fut encore continué plus de trois mois, sans changement, après lesquels l'enfant s'est trouvée parfaitement guérie de la maladie de l'article. Elle étoit moins maigre, et les glandes du cou avoient perdu de leur volume. L'enfant a été conduite à la campagne, où elle a continué de suivre un traitement et un régime à peu près semblable ; elle s'y est livrée à des exercices doux et variés ; sa santé s'y est parfaitement rétablie, et sa taille a presque repris sa direction naturelle. On peut rapporter à cette observation celle dont j'ai rendu compte ci-dessus, Part. i, art. ii, obs. b.

REMARQUES.

Les luxations de la cuisse dont nous venons de rapporter des exemples, ont été occasionnées par le gonflement de la glande synoviale, logée dans l'enfoncement postérieur à la cavité cotyloïde, dans lequel la tête du fémur est si étroitement contenue ; n'y ayant entr'elle et la paroi de la cavité articulaire aucun espace vide, elle en est expulsée lorsque cette cavité vient à diminuer de capacité ; ce qui arrive par diverses causes, et principalement par le gonflement de la glande synoviale innominée. Cette glande est d'un tissu mou ; mais étant renfermée dans une cavité particulière, elle est naturellement à l'abri de la compression que la tête du fémur pourroit exercer sur elle. La nature a encore évité la compression du ligament interne de l'articulation, vulgairement appelé rond, d'une mani're remarquable. Dans l'homme qui est debout, ce ligament replié sur lui-même, se place dans la sinuosité ou échancrure interne de la cavité cotyloïde, sous le ligament qui complète le cercle articulaire, le long des troncs des vaisseaux sanguins de la glande synoviale. Les couches cartilagineuses qui encroûtent la tête et la cavité de l'articulation sont naturellement presque contiguës par-tout, tant le volume de la tête du fémur est proportionné à la capacité de la cavité qui la reçoit. Il n'est donc pas étonnant que si cette cavité vient à être rétrécie de quelque manière que ce soit, la tête du fémur en soit expulsée ; de même que si celle-ci vient à acquérir un surcroît de volume, comme cela a été remarqué, alors elle se porte sur le bord interne du trou ovale, et il n'est pas étonnant, dis-je, qu'elle s'y forme une nouvelle loge (1).

____

(1) Je démontre au Jardin des Plantes, tous les ans, un bassin d'homme, dans lequel les deux fémurs sont logés sur le bord interne du trou ovale dans une cavité dont les parois ossifiées se prolongent sur leur cou, et embrassent leur tête, de telle manière qu'on peut les

Nous ne parlerons ici que du rapetissement de la cavité cotyloïde par le gonflement de la glande synoviale, et qui est plus fréquent qu'on ne pense ; il est souvent, non l'effet de l'inflammation, ni l'effet des chutes, ni des efforts, mais de l'engorgement scrophuleux , auquel cette glande est sujette. Abreuvée de l'humeur scrophuleuse , elle se gonfle, se tuméfie, se durcit, pousse la tête du fémur de dedans en dehors de la cavité cotyloïde , et enfin l'expulse. Alors l'extrémité inférieure commence par s'alonger un peu (1) ; mais lorsque la tête du fémur est parvenue sur le bord de la cavité cotyloïde , là où est l'échancrure , elle se glisse dans le trou ovale ; le grand trochanter rentrant un peu , est moins saillant que l'autre ; l'extrémité reste un peu plus longue, le bout du pied se trouve en dehors , et le

---

mouvoir facilement chacun dans sa cavité nouvelle, mais non l'en extraire ; les cavités cotyloïdes naturelles sont presque effacées.

(1) *Valsalva* avoit déjà eu cette idée, *Morgagni*, Epist. LVI, n°. 23 ; et elle a été confirmée par l'ouverture du corps d'un soldat, citée encore par *Morgagni*, ibid.

X 4

talon en dedans. La luxation de la cuisse, occasionnée par le gonflement de la glande synoviale, par vice scrophuleux, se fait lentement et avec peu de douleur, souvent même sans douleur. Mais lorsqu'elle est l'effet de l'inflammation de cette même glande et des autres parties molles de l'articulation, elle est précédée ordinairement de vives douleurs, la première peut être regardée comme chronique, et celle - ci, comme aigue. La fille de M. *Duclusel*, Intendant de Tours, mourut, rue des Moulins, il y a une quinzaine d'années, dans peu de jours, après avoir éprouvé les douleurs les plus horribles dans l'articulation de la cuisse ; des convulsions, et un déplacement du fémur, dont on trouva la tête, par l'ouverture du corps, dans le trou ovalaire. La cavité articulaire étoit pleine de pus ; on n'a pas connu la véritable cause de cet accident, tout sembloit annoncer qu'elle étoit externe ; mais la jeune malade ne se ressouvenoit nullement d'avoir fait aucun effort ni chute, et elle n'avoit reçu aucun coup.

Les luxations, dont les exemples sont rapportés ci-dessus, occasionnées par l'en-

gorgement scrophuleux de la glande synoviale , ne peuvent être confondues avec
celles que *J. L. Petit* et autres habiles
chirurgiens ont observées, après des chutes
violentes ; telles que lorsque la tête du
fémur, ayant violemment heurté contre la
paroi articulaire, il s'en est suivi le gonflement inflammatoire des parties molles de
l'articulation.

On ne peut pas confondre la luxation
par engorgement scrophuleux de la glande
synoviale , avec celle qui est l'effet d'une
collection, avec épaississement de la synovie par vice arthritique ; elle est si différente de la luxation , qui provient de ce
que la cavité cotyloïde est trop grande ,
relativement à la tête du fémur , comme
nous l'avons observé ; ou de ce que la
tête du fémur est trop grosse pour y être
renfermée, qu'on ne peut les confondre
ensemble. L'on a , en effet , remarqué
cette disproportion , soit dans les parties
contenantes, soit dans la partie contenue
de l'articulation ; et il paroît que si elle
est quelquefois d'origine , elle peut être
aussi l'effet d'une maladie, tel que d'un
vice scrophuleux, vénérien ou scorbutique.

La luxation qu'on a dit provenir de la rupture du ligament interne articulaire, par cause externe, ou de sa destruction par cause interne, ne nous paroît pas assez constatée pour la compter parmi les causes réelles de ce déplacement. Nous avons vu les ligamens ronds, manquer des deux côtés, dans un cadavre chez lequel les fémurs étoient parfaitement bien maintenus dans la cavité cotyloïde ; et dans un autre cadavre le ligament rond gauche marquoit, et cependant la tête du fémur étoit strictement contenue dans sa cavité (1) ; d'où il paroîtroit que le bourlet ligamenteux de la cavité cotyloïde, qui entoure la tête du fémur près de son cou, suffit quelquefois pour la maintenir dans sa cavité.

La luxation du fémur est aussi quelquefois l'effet d'une métastase dans la cavité cotyloïde ; cela est prouvé par le fait suivant : Un enfant de quatre ans, de Mad. de Castellane, nièce de l'ancien évêque de Lavaur, eut un accident de ce genre, après avoir essuyé une fièvre maligne ,

____

(1) Observation B.

pendant laquelle l'enfant avoit éprouvé de
très-vives douleurs dans l'articulation de
la cuisse droite ; la fièvre avoit paru terminer heureusement, lorsque les douleurs de l'articulation, qui s'étoient bien
adoucies, qui avoient même cessé pendant quelque temps, se firent ressentir ;
elles augmentèrent bien vîte, et devinrent
cruelles. L'enfant ne put plus marcher,
ni même remuer l'extrémité inférieure
correspondante ; elle s'alongea et se dé-
plaça. Il fut conduit à Paris ; on me consulta ; je dis, après l'avoir bien examiné,
qu'il étoit atteint d'une luxation du fémur, et que tous les remèdes qu'on feroit seroient inutiles : l'enfant est resté
estropié.

La luxation dont il vient d'être question n'a-t-elle pas été produite par un
gonflement de la glande synoviale (1)?
Si dans cette maladie les parotides se tuméfient si souvent ; si les glandes des aisselles, des aînes sont exposées aux mêmes
gonflemens, par des congestions critiques

____

(1) *Voyez* sur eet objet les Remarques de *Morgagni.*
De sed. et causis morbor. Epist. LVI, n°. 24.

ou non critiques ; s'il se fait aussi de pareilles congestions dans les glandes du mésentère , dans celles du poumon , ainsi que dans celles de toutes les autres parties du corps ; pourquoi le même effet n'auroit - il pas lieu dans la glande innominée, et encore , si l'on veut, dans d'autres parties de l'articulation internes ou externes ?

Il ne faut pas confondre ces engorgemens glanduleux , avec les tumeurs qui peuvent survenir dans d'autres parties de l'articulation (1); ni avec celles qui sont la suite , par extravasion de matière dans la cavité même de l'articulation ; et quant aux dépôts externes , ils peuvent avoir divers foyers autour de l'article ; dans les aînes , ou plus inférieurement en dedans , ou en dehors , antérieurement ou postérieurement ; tous ces endroits pleins de tissu cellulaire sont le siége fréquent des dépôts , sur-tout après les fièvres aigues ou chroniques , comme l'ont observé les

____

(1) Dans d'autres parties indistinctement de l'articulation *Veshugues*. Voyez *Morgagni*. *De sed. et causis morbor*. Epist. LVI.

anciens médecins, et en dernier lieu, le célèbre *de Haen* (1).

Le tissu cellulaire communique avec celui du bas - ventre, par des expansions, qui passent sous le ligament inguinal, par l'arcade antérieure du bassin, par l'ouverture ovalaire, par l'échancure sciatique même; et ce tissu cellulaire est comme l'égoût des humeurs vicieuses qui se portent du dedans du bassin au dehors, par métastases, qui précédent, ou qui suivent les grandes maladies. *Albinus* a décrit ces expansions cellulaires, et les a connues sous le nom de bourse. *Bordeu* les a appelées des poches; et nous les avons décrites dans l'anatomie de *Lieutaud* (2); mais ces congestions dans les parties externes de l'articulation, et qui peuvent enfin terminer par produire la carie des os, ne doivent pas être confondues avec celles qui se font dans l'articulation même, et sur - tout avec l'engorgement scrophuleux de la glande innominée. Nous n'en parlons ici qu'en

----

(1) *Ratio medendi*, tome III. *De coxario morbo*, cap. IV.

(2) Tome 1er, page 358.

passant, pour en faire connoître les différences.

La maladie de l'articulation de la cuisse avec le bassin, par vice scrophuleux, est souvent compliquée du renversement de l'épine, et de la courbure des membres; le même traitement est alors indiqué. Une jeune femme consulta M. *Ferrein*, pour une tumeur dans la partie supérieure et externe de la cuisse droite, qui la faisoit boiter, et contre laquelle elle avoit fait inutilement divers remèdes. Cette jeune femme avoit éprouvé, auparavant, un renversement sensible dans la taille. M. *Ferrein* ne faisant attention qu'à la nouvelle maladie, conseilla de faire frotter, tous les jours, la tumeur de la cuisse, avec un onguent mercuriel; il prescrivit en même-temps, à la jeune malade, de prendre intérieurement des préparations mercurielles, et l'envoya à Barèges, où elle but les eaux, reçut les douches, et s'y baigna, en même-temps qu'elle continua le traitement interne; traitement qui fut si heureux, que non-seulement la tumeur de la cuisse fut guérie, mais encore que l'épine se redressa sensiblement.

C'est de M. *Ferrein* même que je tiens ce fait intéressant. Ce célèbre anatomiste me dit ingénûment, en me le racontant, que cette dame lui avoit fait honneur de la guérison de sa bosse, à laquelle il n'avoit jamais pensé. Ce n'est pas la première fois, qu'on a attribué à des médecins des succès auxquels ils n'avoient aucune part, ou qu'ils avoient produits par des remèdes donnés dans toutes autres intentions. C'est au reste un bien foible dédommagement des fautes qu'on leur attribue souvent, sans qu'ils les aient commises.

Le mercure combiné aux anti - scorbutiques, pris intérieurement, long-temps, et avec les précautions requises, pour éviter l'irritation des voies alimentaires, et la salivation, qui est non - seulement inutile, mais qui peut retarder le traitement, produit des effets admirables dans les cas d'affection scrophuleuse, dont dépendent le rachitisme et la claudication, qui en est sou-vent la suite. Mais dans ce dernier cas les remèdes internes peuvent être admirablement secondés par le traitement extérieur, par les maturatifs, sous forme d'emplâtre, d'on-

guent , de cataplasme , et même le séton , les ventouses scarifiées , et encore
plus par le moxa , qui produit une es-
carre , laquelle une fois tombée, il en résulte une ouverture qui fournit une longue et copieuse suppuration , d'où il est
souvent résulté un tel avantage pour le
malade, qu'il a recouvré la santé et l'usage
libre du membre. *Voyez* ce que de grands
maîtres ont écrit sur cette matière, *Am-
broise Paré* (1) , *Prosper Alpin* (2) ; et
sur - tout *de Haen* (3) , parmi les modernes , celui dont le témoignage mérite
le plus d'être compté.

------

(1) Lib. xviii , cap. xxviii.

(2) *In coxendico dolore multas ustiones non modò
supra articulum , sed etiam suprà femur facientes ....
itaque Ægyptii inustione articulorum laxitatem vel
debilitatem corrigunt , roburque ipsis conciliant ,
quo ab humoribus illuc decurrentibus defendantur ,
minimeque ipsis defendant.* Voyez *Prosper Alpin.
De Med. Ægyp. lib. tert. pag. 97.*

(3) *Rat. Medend.* tome II , page 101.

ARTICLE

ARTICLE SEPTIÈME.

Quelques remarques sur la courbure des extrémités supérieures et inférieures.

Il y a des enfans qui ont, en naissant, les mains, et plus souvent les pieds contournés, de manière que les bords internes et externes sont plus ou moins déviés de leur situation naturelle ; et que leurs extrémités ne sont plus dans la même situation relative ; vices qui existent à-la-fois ou séparément, à degrés bien divers.

Nous nous dispenserons d'en donner ici la description, qu'il nous suffise de les indiquer. Souvent, le renversement de la main est compliqué de la courbure de l'avant-bras, comme celle du pied l'est des os de la jambe ; et cela est encore plus commun, sur-tout quand les enfans marchent sur l'un ou l'autre bord du pied ; ces courbures des extrémités sont quelquefois l'effet seul du rachitisme. Par cette cause les os peuvent être horriblement contournés, non-seulement dans les mains et dans les pieds séparément ou conjointement ; mais aussi dans les os les plus longs, et dans le sens de leurs courbures naturelles ; ce qui est assez fréquent, mais de toute autre manière quelquefois. Cependant d'autres fois ces renversemens proviennent aussi de toute autre cause que du rachitisme, comme de la situation vicieuse de l'enfant dans la matrice, et alors le vice de configuration est de naissance ; ou bien il survient dans la suite, par la mauvaise manière dont les enfans sont emmaillottés, ou parce que les nourrices les portent mal sur leurs bras, ou parce qu'elles les font marcher trop tôt et trop vîte.

Dans tous ces cas il faut bien examiner, avant de recourir à l'art, et sur-tout aux moyens mécaniques proposés par d'habiles chirurgiens, si la nature ne peut pas seule suffire à la guérison du mal ; s'il n'y a pas de vice intérieur, elle tendra d'elle-même à redresser les membres ; y réussira même si elle n'a pas de trop grands obstacles à surmonter. Il n'est pas aisé de déterminer les cas où elle ne peut pas se suffire à elle-même ; j'ai vu divers enfans dont les mains et les pieds étoient horriblement contournés, terminer par les avoir dans la meilleure position, sans qu'on eût employé aucun secours extérieur ; tandis que d'autres, dont les membres n'étoient pas plus, ni quelquefois autant contournés, n'ont pu, quelques moyens mécaniques qu'on ait employés, être remis en bon état. Je pourrois rapporter des observations qui feroient connoître de plus en plus les effets admirables de la nature, et les mauvais résultats des procédés mécaniques qu'on a suivis.

Si la contorsion des membres est l'effet du rachitisme, il faut administrer le traitement proposé ci-dessus, ART. I et II : alors non-seulement on s'oppose aux progrès ultérieurs du mal ; mais même on détruit souvent ceux qu'il a déjà faits. Les secours mécaniques doivent être toujours subordonnés à la nature, il ne faut y recourir que lorsqu'elle ne peut pas seule opérer le redressement des membres. Je crois que les plus efficaces sont ceux qui aident l'action des muscles, situés du côté trop convexe des os, et qui ne s'opposent pas, par de trop fortes compressions, à la nutrition de la partie.

MÉMOIRE

Où l'on prouve la nécessité de recourir à l'Art, pour corriger et prévenir les difformités de la taille qui surviennent dans un âge avancé ; et où l'on démontre le danger qu'il y a d'employer l'Art pour prévenir indistinctement ces mêmes difformités dans le bas âge.

Par M. PORTAL (1).

IL est une beauté parmi les hommes, qui n'est point de pure convention , et qui consiste dans la juste proportion des membres du corps de chaque individu. Cette régularité est d'autant plus précieuse, que sa perte entraîne ordinairement celle de la santé. Chaque homme est donc doublement intéressé à conserver cette beauté que la nature lui refuse rarement ; mais que des accidens lui dérobent trop souvent , et qu'il perd quelquefois par la faute de ceux qui président à l'éducation

---

(1) Ce Mémoire est extrait de la IIe partie d'un volume de l'Académie des Sciences , année 1772.

de son enfance. Je le ferai voir dans ce Mémoire , où je me suis moins attaché aux agrémens du langage , qu'à la solidité des observations. L'utilité doit être le premier objet des travaux et des études du médecin. On ne sauroit disconvenir que la régularité de la taille ne soit un des principaux objets de cette proportion qui fait la beauté, et par conséquent la santé du corps , qui en est une suite naturelle. La force des membres ne dépend pas seulement de celle de leurs muscles , elle dépend encore de la disposition des pièces osseuses qui la composent.

Dans le dérangement de l'épine , la ligne verticale du corps et le centre de gravité changent de place , les muscles qui couvrent cette épine , ou qui y sont attachés , perdent leur direction naturelle pour en prendre une vicieuse : ils sont obligés de se contracter plus violemment pour produire le même effet, soit dans la marche , soit dans la station. Ainsi l'homme consume en pure perte une partie de ses forces , lors même qu'il manque de celles qui lui sont nécessaires pour remplir les fonctions les plus essentielles à la vie. La circulation du sang dans le cerveau est plus ou moins dérangée par la compression que les vertèbres cervicales exercent sur les artères ou sur les veines du cou ; le cœur est plus ou moins resserré et déplacé par les côtes ; les poumons sont comprimés, et par les os de la poitrine, et par le diaphragme. Ainsi ceux qui ont l'épine dérangée, souffrent plus ou moins de la respiration ; et le sang et les esprits, qui en émanent, sont, pour ainsi dire, arrêtés dans leurs propres sources.

Jusqu'ici l'état des viscères du bas-ventre a peu fixé l'attention des médecins. Cependant cet objet étoit bien digne de leurs observations : tantôt on trouve chez les hommes qui ont l'épine dérangée, le foie écrasé par la colonne vertébrale qui s'est déjetée ; tantôt c'est la rate qui souffre une pareille compression par la déviation de l'épine, et plus souvent encore l'estomac pressé de toutes parts descend jusqu'à l'ombilic ou plus bas ; les intestins changent aussi souvent de place, et de toutes ces compressions et déplacemens, il survient un grand nombre d'accidens, les uns plus fâcheux que les autres. Que de jaunisses et de coliques les médecins n'ont-ils pas eu à traiter, et qui provenoient de cette seule cause? On lit dans les Ephémérides des Curieux de la Nature, qu'un bossu étoit obligé de rendre ses urines presque à chaque pas qu'il faisoit, parce que les vertèbres de la portion lombaire de l'épine comprimoient l'un des reins, et en exprimoient la liqueur qu'il contenoit. Il est constaté par une observation du célèbre *Marcus-Aurelius Severinus*, ancien professeur d'anatomie à Naples, qu'une dame bossue ressentoit des douleurs très - vives sur une des cuisses, et qu'on ne l'a guérie qu'en soutenant son épine. Madame la comtesse de Roye, dont j'ai donné l'histoire à l'Académie, se plaignoit de très-vives douleurs au bout du pied gauche, trois ou quatre heures après avoir mangé; on applique différens topiques sur l'endroit douloureux; on prescrit des remèdes intérieurs, mais sans succès. L'ouverture du cadavre a fait voir que ces douleurs étoient produites par la compression que l'intestin colon et les fausses côtes faisoient sur les nerfs lombaires.

Y 4

Je ne finirois point, si je faisois l'énumération de toutes les altérations qui sont la suite des dérangemens de l'épine ; je ferois voir, d'après M. *Haller*, que les vaisseaux se plient et replient de diverses manières ; que souvent le sang les dilate et les rompt ; je prouverois, d'après M. *Morgagni*, que les bossus sont plus sujets à quelques hernies que les autres personnes ; j'établirois, d'après tous les accoucheurs, que certaines dispositions de l'épine rendent l'accouchement plus ou moins difficile, ou même impossible. En un mot, il seroit facile de démontrer que les dérangemens de l'épine troublent les fonctions de l'homme de diverses manières, et que le moindre des inconvéniens, quoique fort grand, est la gêne qu'il éprouve dans sa marche.

Il faut observer que les accidens ne sont pas également graves dans ceux qui sont devenus bossus dans un âge tendre, que dans ceux qui le sont devenus dans la suite : plus les parties ont leur tissu foible, lâche et flexible, mieux elles s'accommodent aux diverses courbures de l'épine : plus au contraire elles ont acquis de consistance , et moins elles cèdent et obéissent à l'épine , lorsqu'elle se dérange. Nous nous sommes convaincus par l'observation, que quelque contournée que soit l'épine d'un enfant, ou d'un adulte, devenus bossus dans la jeunesse, l'aorte l'accompagne presque toujours, et se replie sur elle conformément à ses contours. Si des cavités de la poitrine l'une est plus petite que l'autre , le poumon les remplit toujours également, au moins dans le bas âge ; ses lobes croissent à proportion de l'espace libre qu'ils trouvent.

Les viscères du bas - ventre qui n'ont point encore pris tout leur accroissement, s'insinuent dans les vides , et éludent la compression de l'épine ; la matière nourricière se porte toujours où elle trouve moins de résistance; et si elle ne peut augmenter le volume des viscères d'un côté , elle l'augmente de l'autre, mais alors leur figure change ; c'est ce que j'ai observé sur des enfans bossus , sur des personnes qui l'étoient devenues dans un âge un peu plus avancé , je veux dire avant quinze ou vingt ans; chez ces derniers, on trouve toujours la figure des viscères différente de la figure naturelle ; mais elle est toujours telle, que ces viscères correspondent les uns aux autres, et qu'ils sont placés de manière à remplir tous les interstices.

Par cet arrangement qui est, pour ainsi dire, devenu naturel par la suite de l'âge, les fonctions sont moins troublées ; mais dans les adultes et dans les vieillards qui deviennent bossus, lorsque les viscères ont pris leur dernier accroissement, les symptômes produits par la déformation de l'épine, sont plus graves et plus dangereux ; les viscères ne se déplacent qu'en souffrant de rudes compressions ; leurs ligamens sont distendus. Soit que les malades marchent, ou qu'ils se tiennent debout, ils sentent des tiraillemens dans l'épine, plus ou moins considérables, selon leur situation. Les pièces qui composent la colonne vertébrale, ne répondent plus les unes aux autres, et fortement pressées par le poids des parties supérieures, elles tendent toujours à se déplacer, et elles ne sont maintenues dans leur position, que par les ligamens et par les muscles. Mais avant que d'expliquer le mécanisme des bosses qui surviennent dans un âge avancé, avant que d'indiquer les moyens qu'il faut employer pour en prévenir l'augmentation, ou pour rendre les bosses supportables, il est bon d'établir en faveur de ceux qui pourroient en douter, qu'il est très-vrai qu'on peut devenir bossu dans un âge avancé.

OBSERVATION

Sur un dérangement considérable de la taille, survenu dans un âge avancé.

En 1767, une dame de province, âgée de quarante-six à quarante-huit ans, vint à Paris pour des affaires particulières ; elle avoit une fort belle taille, elle étoit d'une bonne constitution, et jusques-là elle avoit fait usage de corps assez étroits : tout-à-coup elle se sent saisie d'une fièvre putride ; je la vis d'abord seul, ensuite avec M. *Ferrein* ; elle se releva de sa maladie, mais elle eut une convalescence fort longue ; je la perdis de vue, six mois après j'appris qu'elle étoit restée bossue, et tellement inclinée, que sa tête et la poitrine penchoient du côté droit, et qu'elle ne pouvoit se soutenir qu'à la faveur d'une béquille ; sans ce secours, elle tomboit toujours sur le côté. Je fus consulté de nouveau, et après avoir examiné la malade, je vis qu'on pouvoit facilement la redresser assez pour la remettre dans son ancienne position , mais que la difficulté étoit de l'y maintenir , et de l'empêcher de retomber. En conséquence j'imaginai de lui faire mettre sous l'aisselle droite une espèce de béquille cachée , qui eût son point d'appui sur les os des hanches du même côté, et je pensai que , l'équilibre rétabli dans la charpente osseuse , la malade pourroit marcher , et qu'alors les muscles de l'épine n'étant point tiraillés , je pourrois plus facilement parvenir à leur rendre le ton qu'ils avoient perdu.

Ce projet fut de difficile exécution : la machine que j'avois imaginée portoit si fort sur les hanches , qu'elle meurtrissoit les chairs. Je m'occupai à rendre le point d'appui plus doux, et je crus qu'il falloit étendre l'épine par degrés ; alors je fis faire une machine d'acier, composée de deux pièces , terminées en croissant : le supérieur arrondi et garni d'un coussinet

portoit sous l'aisselle , et l'inférieur fut
adapté à une ceinture de buffle très-souple ; une des extrémités de ce croissant inférieur étoit au-devant du corps ; l'autre
en arrière , et les os des hanches au-
dessous à deux travers de doigt du croissant inférieur ; de sorte que les chairs ne
pouvoient être meurtries. Chacun des deux
croissans portoit une tige et un cliquet
adapté à celui-ci , pour éloigner plus ou
moins ces mêmes croissans , de manière
qu'on pût relever l'épaule et la tirer par
degrés. Cinq à six semaines suffirent pour
la mettre dans toute son extension ; la
dame ne portoit point cette machine ,
lorsqu'elle étoit couchée. On fit ensuite
des frictions sur l'épine , tantôt sèches ,
et tantôt avec des liqueurs spiritueuses ,
dans lesquelles on avoit dissous du savon
et un peu de camphre. La dame sortit ;
elle reprit son embonpoint , et dans peu
elle put être contenue à la faveur d'un
corps ordinaire qu'elle reprit , et qu'elle
porta dans la suite : toutes les fois qu'elle
le quittoit, elle se penchoit vers le côté
droit ; de sorte que pour se maintenir et
pour marcher avec aisance , elle avoit besoin de ce corps.

Autre observation du même genre.

Une femme âgée d'environ soixante ans, domestique d'un anglais, étudiant en médecine, se courba extraordinairement dans l'espace de deux ou trois mois ; les vertèbres lombaires se renversèrent de droite à gauche ; celles du dos, de gauche à droite, et les vertèbres cervicales parurent presque dans leur situation ordinaire.

Cette femme marchoit sans bâton ni béquille ; et elle craignoit toujours de s'affaisser sur elle-même. L'étudiant en médecine, qui suivoit mes cours au Collège Royal, me demanda mon avis sur ce cas ; je conseillai l'usage du corps ordinaire pour maintenir l'épine plus ferme. On y recourut, et j'appris que par ce moyen cette femme put remplir les fonctions de son état.

J'eusse pu joindre beaucoup d'autres observations à celles-ci, si j'avois recueilli toutes celles qui m'ont été communiquées, de vive voix, par des médecins célèbres, ou par des personnes dignes de foi ; mais je me contenterai d'en rapporter quelques-unes, que j'ai trouvées dans des ouvrages authentiques.

Qu'on ouvre le volume de l'Académie des Sciences, année 1758, et on y trouvera, et des exemples qui confirment ceux que nous venons de donner, et des préceptes généraux pour maintenir l'épine des vieillards. M. *le Roi*, l'un de nos respectables confrères, persuadé de l'importance de cette matière, d'après des observations particulières qu'il avoit devers lui, m'a fort engagé à publier les miennes. Je le fais aujourd'hui avec d'autant plus de plaisir, que je crois, comme lui, le sujet utile et intéressant. M. *Winslow*, qui avoit été frappé des difformités de la taille, qui surviennent dans un âge avancé, disoit qu'il falloit donner des corps aux adultes et aux vieillards, plutôt qu'aux enfans. Ce grand maître fondoit son opinion sur sa propre expérience ; elle lui avoit appris que des adultes et des vieillards avoient tout d'un coup perdu leur belle taille, et étoient devenus bossus.

Je vais rapporter un fait analogue au sujet. Madame de Montmorenci est atteinte d'un catarre ; bientôt sa taille se déforme ; elle consulte *Ranchin*, pour lors chancelier de l'Université de Montpellier. Celui-ci conseille l'usage de quelques machines ; mais leur application ne fut d'aucune utilité.

Marc - Aurel Séverin nous apprend qu'un noble napolitain, dont le corps étoit bien conformé, se plaignit d'une douleur vers l'un des os ischium, qui le gênoit beaucoup dans la marche ; on conseilla divers remèdes, et on accusa plusieurs causes de ce mal ; cependant les convulsions surviennent ; on saigne le malade du pied, mais sans succès. *Severinus* est appelé, il examine l'épine, et il la trouve renversée. Ce vice reconnu, il ne doute plus de la cause de la douleur ; il croit la trouver dans le déplacement des vertèbres ; c'est pourquoi il conseille de travailler à les redresser. Ce grand médecin ne nous apprend pas quels furent les moyens qu'il fit mettre en usage, ni quel en fut le résultat : il en a cependant dit assez pour nous prouver que l'épine la plus régulière peut se déjeter, et donner lieu à des maladies fâcheuses.

En effet, l'observation nous a appris que

que la plupart de ceux qui ont les vertèbres lombaires renversées à gauche, sentent des tiraillemens dans l'aîne, et quelquefois dans toute l'extrémité inférieure
droite, tandis qu'ils se plaignent souvent
d'une certaine stupeur ou engourdissement
dans l'aîne et dans l'extrémité inférieure
gauche. Les vertèbres lombaires ne peuvent
s'incliner, qu'elles n'étendent le muscle
psoas du côté opposé ; et si cette extension est considérable, les nerfs eux-mêmes
sont distendus, parce qu'alors l'épine est
déviée. Il est vrai que ceux qui sont dans
cette fâcheuse situation, ont le soin de
fléchir la cuisse du côté opposé à celui où
s'est fait le renversement des vertèbres
lombaires, alors les douleurs sont moindres ; parce que le muscle psoas et les nerfs
voisins ne sont pas si tendus. Ceux qui
sont ainsi bossus, retirent un autre avantage de cette flexion de la cuisse ; ils ra-
courcissent un peu l'extrémité inférieure,
et le bossu s'inclinant sur elle, ramène
vers l'axe du corps les vertèbres qui s'en
étoient écartées.

Quant à l'engourdissement de la cuisse
du côté vers lequel les vertèbres lombaires

Z

se sont déjetées, il est la suite de la compression que les vertèbres elles-mêmes et
les fausses côtes font sur les nerfs, et il
est continu ou instantané, selon que les
vertèbres lombaires sont plus ou moins
inclinées.

Voici une autre observation rapportée
par M. *Morgagni*; elle prouve qu'on peut
devenir bossu dans un âge très avancé, et
lors même qu'on s'y attend le moins. Un
homme, cardeur de chanvre de profession, âgé de quarante-deux ans, et assez
bien constitué, se plaint d'une élévation
vers le cartilage xiphoïde; il consulte plusieurs personnes, qui lui conseillent divers topiques; il en fait usage, mais sans
succès. Deux ans après sa tumeur augmente, et si vîte, qu'en peu de jours elle
fut deux fois plus grosse qu'auparavant :
de nouveaux accidens surviennent; c'est
une tumeur et une douleur vers les vertèbres dorsales inférieures; l'épine se déforme; des vomissemens surviennent; les
urines sont tantôt supprimées, et tantôt
elles coulent librement; les convulsions
gagnent les extrémités supérieures, tandis
que les inférieures tombent dans l'engour-

dissement. Le malade meurt dans cet état ;
on l'ouvre, et on se convainc que les deux
tumeurs qui étoient survenues au tronc
étoient une suite du déplacement du sternum et des vertèbres.

Indépendamment des inflexions latérales de l'épine, elle semble se tordre
quelquefois, et cette espèce de torsion est
très - dangereuse ; alors le cartilage xiphoïde et l'extrémité du sternum ne répondent plus aux os pubis, mais se déjettent sur le côté, et une épaule se porte
plus en avant que l'autre. Dans cette
espèce de bosse, les parties molles souffrent des distensions cruelles, et le sujet
a la plus grande peine de se tenir debout,
parce que les vertèbres, si elles ne sont
pas enkilosées, ne trouvant pas un point
d'appui suffisant sur elles - mêmes , le
prennent sur les ligamens et sur les muscles. Or, comme ceux - ci sont plus ou
moins flexibles, les sujets craignent toujours de s'affaisser sur eux-mêmes ; ou ,
comme je le leur ai entendu dire, de se
plier en deux.

Mais ce cas, il faut l'avouer, n'est point
ordinaire, les autres genres de bosses qui

se font simplement sur les côtes dans un âge avancé sont plus communs, et les dérangemens de l'épine de devant en arrière sont si fréquens dans les vieilles personnes, qu'il n'est presque pas possible d'en donner des exceptions : il est vrai que chez les uns la taille se courbe beaucoup plus vîte que chez les autres.

Les médecins qui en ont recherché les raisons en ont proposé de bien différentes ; mais n'ont rien dit d'intéressant à ce sujet. Voici ce que l'on peut établir là-dessus. Deux causes concourent au déplacement de l'épine dans un âge avancé, c'est le racourcissement des ligamens antérieurs des vertèbres, et la foiblesse des muscles du dos ; par la suite du temps, les ligamens de l'épine se dessèchent et se raccornissent, c'est un fait dont chacun pourra s'assurer, en jetant les yeux sur l'épine des sujets de divers âges, on verra que le grand ligament antérieur s'ossifie très-souvent ; alors il perd beaucoup de sa longueur, et ploie l'épine en avant. Les petits ligamens qui sont par-dessous, et qui ne s'étendent que d'une vertèbre à l'autre, perdent aussi de leur longueur ; les vertèbres se rapprochent intérieurement ; ainsi les trois courbures de l'épine changent. Les vertèbres lombaires, qui naturellement forment, lorsque le sujet est debout, un cylindre convexe en avant, ne forment plus qu'une colonne droite, la concavité des vertèbres dorsales augmente, et les vertèbres cervicales sont encore déjetées en avant : c'est ce que j'ai observé, je puis le dire, sur beaucoup de vieillards.

Je savois depuis long-temps que les membranes s'épaississent, qu'elles se retirent sur elles-mêmes avec l'âge, et que les viscères membraneux, tels que l'estomac et la vessie, sur-tout, étoient moins amples chez les vieillards que dans les adultes ; on savoit que par la suite des années, les ligamens capsulaires des articulations perdoient de leur souplesse, et se raccornissoient ; et c'est d'après la connoissance de ces faits avérés des grands anatomistes, que je crus devoir interroger la nature, pour savoir si la cause du renversement de l'épine dans les vieillards ne dépendoit pas du raccornissement des ligamens antérieurs de l'épine beaucoup plus forts et plus nombreux que les postérieurs ; l'analogie me le faisoit conjecturer, l'observation m'en convainquit.

Or, comme il y a trente vertèbres, et qu'outre le ligament commun qui les revêt toutes, il y a des ligamens particuliers, si nous supposons que chacun s'est raccourci d'une quantité quelconque, l'épine sera assez portée en avant pour faire perdre l'équilibre au sujet ; de-là vient que pour le conserver, les vieillards ont coutume de fléchir les genoux lorsqu'ils sont debout, et par cette flexion, ils reculent assez le bas du tronc pour leur servir de contrepoids.

A proportion que les ligamens antérieurs de l'épine se dessèchent, les corps cartilagineux interposés entre les vertèbres s'affaisent, les vertèbres s'approchent, et la hauteur totale de l'épine diminue. De-là vient que certaines personnes sont obligées de faire raccourcir leurs vêtemens à proportion qu'elles vieillissent. Alors les muscles du dos meuvent les vertèbres avec beaucoup plus de difficulté ; car le mouvement de celles-ci est d'autant plus libre, qu'elles sont plus éloignées l'une de l'autre par le corps cartilagineux intermédiaire. Or, comme dans les jeunes gens il est plus épais qu'il ne l'est dans un âge avancé, il faut, pour que ces muscles redressent l'épine dans les vieillards, qu'ils emploient plus de force dans leur contraction ; mais bien loin de le pouvoir, ils sont incapables de se contracter aussi puissamment qu'ils le feroient dans l'âge tendre.

Dans quelques sujets, cet affoiblissement a plutôt lieu que dans d'autres ; les muscles du dos, comme tous les autres muscles, perdent leur force à mesure qu'ils sont distendus ; c'est ce qui arrive dans les longues flexions de l'épine. Ainsi les gens de lettres, certains ouvriers, tels que les paveurs, et en un mot, tous ceux qui par état sont obligés de se courber fréquemment, perdent leur taille plutôt que les autres.

L'exercice donne de la force aux muscles, et favorise leur accroissement ; une preuve bien convaincante, c'est que les personnes qui courent beaucoup, les tourneurs de profession, par exemple, ont ordinairement les extrémités inférieures

plus grosses que les supérieures ; tandis
que les boulangers ont celles-ci plus grosses que les inférieures. Il est très-impor-
tant d'observer que les personnes qui n'ont
fait aucun usage des corps , ont les muscles du dos plus forts et plus volumineux
que les autres. On peut même dire qu'on
a peine à démontrer les muscles du dos
dans les femmes qui se sont distinguées à
porter des corps étroits ; cependant les
dames moins jalouses, pour l'ordinaire,
de leur taille , lorsqu'elles sont parvenues
à un certain âge , abandonnent l'usage
des corps , ou en prennent de plus grands
et de plus lâches, et comme alors les muscles du dos sont prodigieusement affoiblis , elles se voûtent ou elles s'inclinent
sur les côtés. Plusieurs qui sont devenues
bossues vers leur temps critique , rappor-
tent la cause de leur distorsion à la cessation du flux périodique , tandis que ce
n'est qu'à la cessation de l'usage des corps,
ce qui prouve qu'il est pernicieux d'en
faire contracter l'habitude aux enfans. Les
muscles sont chez eux assez forts pour
maintenir et pour mouvoir l'épine ; les
bains froids , l'exercice même et les fric-

tions sur le dos pourroient suffire à la redresser ; mais dans un âge avancé , les
muscles du dos , à force d'avoir été comprimés , et d'être restés dans l'inaction ,
sont devenus incapables de maintenir le
tronc en équilibre.

En même temps que les muscles se sont
affoiblis , la poitrine s'est développée , et
s'est portée en avant malgré les corps qui
la comprimoient, les viscères de la poitrine et ceux du bas ventre sont devenus
plus pesans , ce qui augmente la propension qu'a le tronc de s'incliner en avant ,
et par conséquent la résistance que les
muscles du dos doivent vaincre pour le
maintenir droit.

Il est vrai que ce surcroît de résistance
seroit immense pour les muscles de l'é-
pine les plus vigoureux ; aussi la nature
a-t-elle concouru à la diminuer, en augmentant les courbures de l'épine (car elle
approche d'autant plus de la ligne droite
que la poitrine est petite, c'est un fait dont
on peut se convaincre , en examinant les
troncs des sujets de divers âges) ; mais
malgré ces ressources de la nature , le
tronc a plus de propension dans les adul-

tes et dans les vieillards à tomber en devant que dans les enfans ; ils ont donc un
plus grand besoin de corps, et il n'est pas
douteux que les personnes qui ont mal-
heureusement vieilli avec des corps, ne
doivent en faire usage toute leur vie ;
puisque la nature ne peut plus se suffire
à elle - même , il faut que l'art vienne à
son secours. Une ancienne habitude mérite beaucoup d'être respectée ; d'ailleurs
à un âge avancé les corps ne peuvent plus
s'opposer à l'accroissement des parties ,
les côtes et tous les os du tronc sont assez
fermes pour résister à la compression ,
pourvu toutefois qu'elle soit modérée ; la
poitrine est développée , et les quatre
courbures de l'épine bien formées. Il n'en
est pas de même dans l'enfance, on a pris
un corps lorsqu'il falloit laisser la poitrine
libre , on a comprimé les côtes et le sternum en dedans, au lieu de faciliter leur
accroissement en dehors ; les viscères du
bas - ventre ont été refoulés vers la poitrine. Ainsi, par une manœuvre mal com-
binée , on a nui aux plus importantes
fonctions de l'économie animale. Plusieurs
personnes sont mortes de phthisie, d'au-

tres de quelques squires dans le foie, dans l'épiploon sur-tout, ou en un mot, dans quelqu'un des viscères du bas-ventre. On a vu des sujets périr du vomissement, par la compression que la pointe des corps, des busques ou des busquières avoit faite sur l'estomac ou sur les intestins. J'ai ouvert, il y a environ deux ans, le corps d'une fille de vingt à vingt-cinq ans, qui avoit péri d'atrophie et des vomissemens, et qui avoit porté des corps très - étroits. Je trouvai l'ileum tellement rétréci immédiatement au-dessous de l'ombilic, qu'à peine y pouvoit-on passer une plume à écrire. Cette fille avoit la poitrine fort applatie en devant, et le sternum, chez elle, étoit courbé et déjeté en dedans. M. *Morgagni* nous a communiqué plusieurs observations analogues.

Qu'on me permette de faire remarquer en finissant, que la forme qu'on a donnée aux corps est la plus bizarre qu'il soit possible d'imaginer. La poitrine est naturellement plus large en bas qu'en haut ; c'est, pour ainsi dire, une hotte renversée, et les corps sont faits au rebours ; le bas-ventre est naturellement plus saillant que la poitrine ; mais les corps produisent un effet contraire, ils repoussent les viscères, et les refoulent contre le diaphragme qui s'élève dans la poitrine, et comprime les poumons. L'épine, dans l'homme le mieux fait, a quatre courbures de devant en arrière, et les corps tendent à lui donner la figure droite ; de sorte qu'outre l'inconvénient de nuire aux plus grandes fonctions, ils ont encore celui de rendre bossues les personnes qui en font usage, dans l'idée d'éviter, de corriger ou de guérir cette difformité.

Mais dans une personne qui a vieilli avec les corps, la nature a résisté à leurs mauvais effets, ou bien le mal est fait, et il en résulteroit un plus grand d'en abandonner l'usage ; c'est pourquoi nous ne craindrons pas de le recommander. L'observation est pour nous, et la théorie ne nous est pas contraire.

Les personnes même qui n'ont point fait usage des corps doivent y recourir, si elles ont de la foiblesse dans les muscles du dos, ou que par quelqu'autre cause, leur épine se courbe trop vîte : c'est le seul moyen de prévenir un plus grand dérangement de la taille. Pourquoi ne pas soutenir l'épine lorsqu'elle a commencé à se déjeter? Il est vrai qu'il faut varier la forme et la solidité des corps suivant les circonstances , et qu'il faut quelquefois leur substituer les machines. Par exemple, dans un renversement de l'épine sur le côté , j'ai employé avec succès une seule machine d'acier fort légère, qui soutint l'épine et les épaules. Dans un autre cas où l'épine étoit plus inclinée de devant en arrière que sur les côtés , je conseillai l'usage de deux croissans (1). En général, je crois qu'on peut et qu'on doit varier les moyens de redresser et de soutenir l'épine; mais ces objets sont susceptibles, et exigent même des détails dans lesquels je ne puis point entrer dans ce mémoire.

____

(1) On trouvera à la suite de ce mémoire, imprimé dans le recueil de l'Académie des Sciences, année 1772, deuxième partie , page 482 , la description et la figure de ces machines.

F I N.

A

gineux qui la revêt est quelquefois rongée, 317.

Cerveau : sa substance compacte, par vice vénérien, avec épanchement d'eau, 20. Dont toute la substance étoit imbibée d'eau rougeâtre, *ibid.* En général, dans les rachitiques, plus volumineux, 259.

Chairs, plus fermes que de coutume, par vice scrophuleux, 78.

Clavicules, très-courbées, par vice scrophuleux, 128.

Concrétions dans le foie, par vice vénérien, 29. Stéatomateuses dans le poumon, par vice scrophuleux, 77. Dans le mésentère, 83. Nombreuses dans les articulations, par vice arthritique, 211. De l'épine, à la suite d'une gale mal traitée, 163.

Contorsion considérable des extrémités supérieures et inférieures, par cause de rachitisme, 337. Par leur mauvaise situation dans les enfans, *ibid.*

Corps très-maigre, dont l'accroissement paroît se borner, 102. Cartilagino-ligamenteux, interposé entre les os pubis, très-relâché dans des enfans atteints du vice scrophuleux, 129.

Corps (les) à baleine sont très-nuisibles à l'accroissement et à la force des muscles du dos, 360. Quelquefois utiles dans la vieillesse, 362. D'autant plus nuisibles, que leur forme est contraire aux parties sur lesquelles on les met, 363.

Côtes, leurs extrémités sternales gonflées par vice rachitique, 39. Dont les extrémités sternales

A a

étoient pleines d'une humeur sanguinolente, 80.
Sont larges et noueuses dans les enfans atteints
du vice scrophuleux, 129.

Cou, dont les glandes sont gonflées, et un peu
durcies, par vice scrophuleux, 79. Contourné et raccourci, 103.

Courbure de l'épine de derrière en devant, par rachitisme vénérien, 19. Des extrémités correspondantes entr'elles, 68. De la taille, portée
à un grand excès par vice scrophuleux, 98. Latérale de l'épine, par vice rachitique. 227. De
la colonne vertébrale, par la contraction de ses
muscles, 222. Fugace continue, 225. Suite
d'une colique vermineuse, *ibid*. Par cause de
goutte, 209.

Crampes fréquentes aux muscles des extrémités
inférieures, par vice vénérien, 19.

Crâne percé de plusieurs trous, par carie vénérienne, 30. Très-ample dans un rachitique,
par vice scrophuleux, 81. Un peu ramolli,
169. Irrégulièrement ossifié dans un rachitique,
avec engorgement des viscères abdominaux,
170. Dont la cavité, d'une forme vicieuse,
étoit très petite, 171. Dont l'ossification étoit
irrégulière, *ibid*.

Cubitus avec des exostoses, par vice vénérien,
28. Ramolli à ses apophyses, *ibid*. Très-gonflé, par vice scrophuleux, 97.

D

Déglutition des solides et des liquides, extrêmement gênée par vice vénérien, 50.

Dents sorties des alvéoles, par vice scorbutique , 145. Dont aucune dent n'étoit sortie à dix huit mois dans un enfant atteint d'un engorgement des viscères du bas-ventre, 171.

Dentition (la) produit de très-grands ravages dans les enfants rachitiques, 197. Comment on peut les prévenir, 198.

Dépôts scrophuleux vers les malléoles, 94. Survenus dans l'articulation de la cuisse, 313. Presque toujours mortels, 314.

Dévoiement colliquatif, par vice vénérien, 19. Par vice scrophuleux, 80.

Déviation extrême de l'épine, par vice rachitique, 40. D'autres parties du corps, 66.

Disproportions dans les différentes parties du corps humain, *ibid.*

Douleurs à la colonne vertébrale, par rachitisme vénérien, 19. Légères à la région lombaire, par vice vénérien, redoublant pendant les nuits, 21. Dans une narine, par vice vénérien, 42. Aux hanches, par vice scrophuleux, 92. Dans les membres, par même vice, 100. Très-vives dans les articulations, par vice scorbutique, 145. Très-vives, survenues au bout du pied quelque temps après avoir mangé, par un dérangement de l'épine, 343.

E

Ecchymoses couvrant tout le corps, par vice scrophuleux, 100.

Ecoulement involontaire des urines, et des matières fécales, 24. D'une liqueur verdâtre, par les

Aa 2

Des glandes du cou, des aisselles, des aînes, 89. Du foie par vice scrophuleux, 108. Des glandes du mésentère par vice scorbutique, 173. De la glande innominée, par vice scrophuleux, ayant occasionné la sortie du fémur hors de sa cavité, 316.

Epanchement d'eau dans le crâne, par rachitisme venérien, 20. D'une eau rougeâtre dans le cordon spermatique, 21. D'un liquide verdâtre dans le ventre, 27. D'eau dans les ventricules du cerveau, *ibid.* Entre la dure-mère, la membrane arachnoïde et la piemère, par vice scrophuleux, 77. Dans la poitrine, *ibid.* Dans la moelle épinière, 82. Dans le poumon, 83. Dans le péricarde, *ibid.*

Epaules; leur situation vicieuse, 102.

Epine courbée de derrière en devant par rachitisme vénérien, 19. Extrêmement roide, 23. Avec des douleurs continues, 24. Très-courbée sur les côtés, 26. Extrêmement déviée, et guérie par l'usage des préparations mercurielles, 40. Se développe naturellement plus vîte dans les fœtus que les autres parties, 69. Ramollie par vice scrophuleux, 75. Renversée, 89. Dangers de la compression de l'épine, 103. Dont le canal avoit perdu en quelques endroits de sa capacité naturelle, et qui comprimoit la moelle épinière, 156. Très-contournée à la suite d'une gale mal traitée, 153. Courbée par la contraction de ses muscles, 222. A la suite d'une colique vermineuse, 225. Se dévie fréquemment dans l'âge avancé, 356. Pourquoi, *ibid. et suiv.* Dans les ouvriers qui sont obligés de se courber fréquemment, 359. Dans l'homme le mieux fait, l'épine a quatre courbures naturelles, 364.

Epiphyses des os longs très-gonflées dans les enfans rachitiques, 128.

Estomac moins ample chez les vieillards que dans les adultes, 357.

Excoriations autour de l'anus, par vice vénérien, 34.

Excroissances polypeuses, dans les lames du coronal, par même vice, 31.

Exercices (les) favorables dans le rachitisme, 101. Celui de la nage est très-utile pour la santé, 290. Ainsi que le jeu de cloche-pied, 292. Les courses légères, le jeu de volant, de palet, utiles dans le premier âge, *ibid.* D'escarpolette, de boule, de paume, conviennent aux adultes, *ibid.* De l'escrime, aussi très-utile, *ibid.* Il faut dans les exercices se servir tantôt d'un membre, tantôt d'un autre, *ibid.* Les exercices donnent de la force aux muscles, 359.

Exfoliations des lames extérieures de la membrane du palais, par vice vénérien, 53.

Exostoses par vice vénérien, sur le tibia, 19. Sur le cubitus, 20. Sur le sternum, 26.

Extrémités inférieures, ou paralytiques par vice vénérien, 19. Par cause de goutte, 204. Avec des crampes fréquentes par vice vénérien, 19. De convulsions, *ibid.* Atrophiées par vice véné-

me, malgré que sa consistance et sa couleur fussent dans l'état naturel, par vice scorbutique, 170. D'une forme irrégulière, 172. D'une substance granuleuse blanchâtre, 173. Considérablement gonflé dans des enfans qui avoient été mal nourris, 192. Manière singulière de faire croître le foie des oies et des canards, 193.

Fœtus (dans les) les os de l'épine se développent naturellement très-vîte, 64. Les extrémités supérieures plutôt que les inférieures, *ibid*. La poitrine très-ample, 65. Le bassin très-petit, *ibid*.

Frictions de l'épine, pommade à cet usage, 36. Mercurielles données aux nourrices, 37. Ayant prévenu, quelquefois arrêté des caries, 49. Ont rendu la solidité presque naturelle à des os très-mous, 60. Méthode dont on doit les administrer, 70.

Fumigations ; leur utilité, 41.

G

Gale (la) mal traitée peut rendre l'épine très-contournée, 163. Le bas-ventre gonflé et très-dur, *ibid*. Produire une hydropisie de poitrine, *ibid*.

Gencives considérablement gonflées, par vice vénérien, 53. Très-gonflées, avec un suintement de sang noirâtre et dissous, par vice scorbutique, 144.

Genoux (les) rapprochés dans les enfans atteints du vice scrophuleux, 129. Très-tuméfiés, et dont les lames osseuses étoient détruites en quelques endroits, par vice arthritique, 210.

rien, 32. Avec une contorsion de l'épine, 84. Avec des tumeurs scrophuleuses au cou, aux aisselles, 85. Les phthisies scrophuleuses peuvent exister sans aucune apparence de scrophules ni au cou, ni au mésentère, 123. Quelques phthisiques vénériens guéris par l'usage, tant intérieur qu'extérieur, des préparations mercurielles, 40.

Pieds dont les plantes étoient déjetées, par vice vénérien, 26. Par vice scrophuleux, 78. Dont l'un étoit tourné en dedans, et l'autre en dehors, 78. Tellement en dehors que l'enfant ne pouvoit se soutenir que sur ses bords internes, 129. Les renversemens des pieds ne proviennent pas toujours du rachitisme, 338. Ils proviennent souvent de la mauvaise situation de ces parties, ou parce qu'on veut faire marcher trop tôt les enfans, *ibid.*

Poitrine mal conformée. 26. Trop petite dans certains phthisiques, 77, Autres affections, 122, 129.

Poumon : ses glandes pleines d'un suc stéatomateux, 25, 33, 77. Infiltration, 83. Blanchâtre, et dont le lobe droit étoit racorni et dur comme du cuir brûlé, *ibid.* Comme carnifié, 168. Poumons dont l'un étoit plus rétréci que l'autre, *ibid.*

R

Rachitiques. Ce qu'on entend par ce mot, 2. Ils sont ordinairement beaucoup plus sérieux que les autres personnes, 241. Plus petits qu'ils n'eussent été , 246. Ils ont la tête plus grosse que la hauteur de leur corps ne le comporte , 248. Mais ce n'est que dans tous les os de la calotte du crâne que cette augmentation a lieu , 249. Le volume de leur cerveau est proportionné à celui du crâne , 250. Les rachitiques n'ont aucune altération sensible dans le systême nerveux, *ibid.* Leurs muscles diminuent ordinairement de volume, et quelquefois ont des indurations , 263. Leur tissu cellulaire est sec et aride; 265. Leurs membranes sont très-solides, leur peau est inégale et épaisse, et les enfans ont quelquefois des rides comme les vieillards, *ibid.*

Rachitisme. Il est plus commun dans les jeunes sujets , 239. Il y en a plusieurs espèces bien distinctes, 8. Il gonfle , ramollit les os en partie, ou en particulier, 247. Quelquefois sans altérer ni les cartilages, ni les ligamens., 276. Celui qui est produit par le vice vénérien, 233. Le rachitisme vénérien peut exister sans que la maladie qui l'occasionne se montre aux parties de la génération, 9. Il affecte tous les os, 60. Il agit plus souvent sur ceux qui sont spongieux, *ibid.* Et davantage sur ceux du nez, de la bouche , que sur ceux des autres parties, 61. Il peut ramollir les os sans les carier, *ibid.* Quelquefois il ramollit les os en les faisant diminuer de volume, et d'autres fois, ce qui est le plus fréquent, en les faisant augmenter, 62. Il produit quelquefois des indurations dans les os ; fréquemment le renversement de l'épine, *ibid.* Avec un trou de communication entre la bouche et le nez, 54. Avec ramollissement des os du crâne, *ibid.* Ayant occasionné des aphtes, des chancres dans la bouche, *ibid.* Compliqué avec la phthisie pulmonaire, 32. Rachitisme vénérien chez les enfans en nourrice guéri par le traitement de leur nourrice seulement, 70. Quelquefois aussi on leur fait prendre du syrop mercuriel intérieurement, joint au syrop anti-scorbutique, *ibid.* Le rachitisme par vice scrophuleux produit chez les enfans plusieurs maladies, 78. Ils ont ordinairement la tête très-grosse par l'ampliation des os de la calotte du crâne, *ibid.* Leur tronc est courbé en avant, & leur dos voûté, *ibid.* Les épiphyses des os longs gonflées, *ibid.* Les clavicules souvent très-convexes, *ibid.* L'humérus, le cubitus et le radius pliés en dedans, *ibid.* Leur fémur est très-courbé en arrière, *ibid.* Leurs jambes concaves vers le côté externe, 129. Leurs genoux rapprochés, *ibid.* Leurs pieds portés en dehors, *ibid.* Leur poitrine est petite, étroite, et leurs côtes sont resserrées et noueuses aux extrémités sternales, *ibid.* Souvent le corps cartilagineux interposé entre leurs os pubis est très-relâché et rempli d'une humeur tantôt glutineuse, tantôt fluide, *ibid.* Os du bassin vacillans, *ibid.* Les cartilages ligamenteux interposés entre le corps de leurs vertèbres altérés, 130. Ce vice produit aussi diverses déviations de l'épine, *ibid.* Manière de les traiter, *ibid. et suiv.* Avec concré-

(385)

les cartilages, 256. Ramollissement des os presque général, 161. N'est point une maladie nouvelle, *ibid.* Par quoi peut être produit le ramollissement des os, 267. Ramollissement considérable des os du crâne, par vice vénérien, 30. Du coronal, 31. Des temporaux, par vice scorbutique, 159. Des os maxillaires, 160. De la portion osseuse du palais, par vice vénérien, 47. Ramollissement général du sternum, par vice vénérien, 60. Des vertèbres dorsales, par vice scrophuleux, 80. Du fémur et du tibia, 75. De l'humérus et du cubitus, *ibid.* Des os du carpe, par vice vénérien, 62. Par vice scorbutique, 160.

S

Scorbut, se déploie principalement sur la partie spongieuse des os, 125, 153. Dans quelques sujets a tellement rongé intérieurement les vertèbres, qu'il y avoit dans leur corps plusieurs cavités, 154. Très-difficile à distinguer dans quelques cas, 152. Se joint quelquefois au rachitisme, *ibid.*

Scrophules, leurs signes, 126. Vice scrophuleux fréquent, comment réuni au rachitique, 78. Produit sur les os des altérations sensiblement les mêmes que le vénérien, 123. Agit plus souvent sur les os spongieux que sur les os durs, 125. Attaque quelquefois les os sans qu'il y ait aucune altération dans les glandes du cou, et dans celles du mésentère, 123. Opinion de Riolan à ce sujet, 124. De Morgagny, *ibid.*

Bb

Fin de la Table des matiè[res].